U0200270

赵绍琴（1918～2001），男，汉族。当代著名中医学家、中医教育家，北京中医药大学终身教授。

赵绍琴教授，三代御医之后，自幼背诵《濒湖脉学》、《药性赋》、《医宗金鉴·四诊心法要诀》等，随父学医，尽得家传。他1939年考取中医执照，继承父业，悬壶北京。后为提高深造，又先后从学于御医韩一斋、瞿文楼和北京四大名医之一汪逢春三先生，数年之间，尽得三家真传，扬名于京师。

赵绍琴教授是国家教委首批核准的中医教授、硕士研究生导师；并作为有突出贡献的中医专家，享受国务院颁发的特殊津贴。

赵绍琴教授从医60余年，以辨证准确、用药精炼、疗效显著闻名于世，被赞为"平正清灵一名医"。

人医院临床进修西医内科。1956 年起，先后受聘于北京市卫生局在职西医学习中医讲习会、十八半截汇通中医学校和北京中医学院任中医教师，讲授中医儿科学、本草学等课程。1958 年后，长期在北京中医学院附属东直门医院负责中医内科临床与教学。1975 年调任《中医杂志》编辑。1977 年出任北京中医学院基础部温病教研室主任，是国家教委首批核准的中医教授、硕士研究生导师，作为有突出贡献的中医专家，享受国务院颁发的特殊津贴。1978～1990 年，先后培养中医温病专业硕士研究生 20 余名。

赵绍琴教授以教书育人为己任，为培养中医人才呕心沥血，为中医事业的健康发展尽心竭力。作为当代著名的温病学家，对中医温病学的理论和实践有所发展，提出了一系列具有指导意义的独到见解，如"在卫汗之"并非发汗解表、温病大热之时不可早用过用寒凉、透热转气法适用于温病各个阶段、湿热病辨治中常见的四种误治及其救治方法等。其所提出的温病卫分阶段不可言表，不可发汗解表，只可辛凉清解的观点被高等医药院校统编教材《中医温病学》采纳，纠正了长期以来把辛凉解表作为温病卫分证基本治法的传统观点。

赵绍琴教授得家传之秘，又经长期临床验证，于中医脉理有独到体会，所著《文魁脉学》，提出诊脉八纲（浮、沉、迟、数、虚、实、气、血）和诊脉四部（浮、中、按、沉），并详细辨析相兼脉象及其主病 840 余条，具有较高的临床指导价值。20 世纪 80 年代初，受国家科委之托，赵绍琴教授参与全国协作科研项目实用脉象仪的研制工作，在项目组中任中医顾问，为京、津、沪三地的电子仪器、流体力学、传

赵绍琴教授简介

　　赵绍琴（1918—2001），男，汉族。当代著名中医学家、中医教育家。北京中医药大学终身教授，中国农工民主党党员，历任第六、七届北京市政协常委，第七、八届全国政协委员。

　　赵绍琴教授于1918年12月4日出生于北京三代御医之家，其父文魁公曾任清代末任太医院院使（正院长），学验俱丰，名著京师。赵氏自幼随父学医，尽得家传。1934年毕业于北京育英中学。同年，考入国医专科学校学习中医。1939年考取行医执照，继承父业，悬壶北京。后为提高深造，又先后从学于御医韩一斋、瞿文楼和北京四大名医之一汪逢春三先生，数年之间，尽得三家真传。遂集家学与诸名师妙术于一身，以三代御医之后名于京师。1950年，赵氏参加卫生部举办的第一期中医进修班，系统地学习了现代医学知识。并先后在中直第一联合门诊部、北城工

图书在版编目(CIP)数据

赵绍琴内科精要/杨连柱,彭建中,赵爱华整理. —北京:学苑出版社,2003.6(2019.1重印)
(全国名老中医医案医话医论精选)
ISBN 978-7-5077-2164-5

Ⅰ.赵… Ⅱ.①杨…②彭…③赵… Ⅲ.中医内科-精要 Ⅳ.R249

中国版本图书馆 CIP 数据核字(2003)第 013767 号

责任编辑:付国英
出版发行:学苑出版社
社　　址:北京市丰台区南方庄 2 号院 1 号楼
邮政编码:100079
网　　址:www.book001.com
电子信箱:xueyuanpress@163.com
电　　话:010-67603091(总编室)、67601101(销售部)
经　　销:新华书店
印　刷　厂:北京市京宇印刷厂
开本尺寸:890×1240　1/32
印　　张:6.375
字　　数:138 千字
印　　数:9001—10000 册
版　　次:2003 年 6 月第 1 版
印　　次:2019 年 1 月第 5 次印刷
定　　价:38.00 元

赵绍琴

内科精要

彭建中 杨连柱 赵爱华 整理

学苑出版社

感技术等方面的专家讲授中医脉学的特点和机制，为中医脉诊的现代化出谋划策。

20世纪70年代以来，赵绍琴教授致力于慢性肾病的临床研究，并取得了突破性进展。他把温病的卫气营血理论运用于慢性肾病的临床辨治，以凉血化瘀为大法，配合控制饮食和运动锻炼，进行综合治疗，临床效果十分显著。在长期大量临床实践的基础上，赵绍琴教授率先提出慢性肾病应从血分论治、慢性肾病非单纯肾虚、慢性肾病忌食高蛋白、慢性肾病宜运动锻炼、慢性肾功能衰竭可以逆转等一系列新观点，受到中医学术界同仁的瞩目，以著名肾病专家享誉海内外。

赵绍琴教授从医60余年，以辨证准确、用药精练、疗效显著闻名于世。已故著名中医学家秦伯未先生曾盛赞其为"平正清灵一名医"。赵绍琴教授医技精湛，医德高尚，心怀仁慈，志在普救生灵。凡有病痛来求治者，不问贵贱贫富，一视同仁。常有疑难大证，多方医治未效者，辗转前来求医，经先生精心诊疗，多能应手而效。1990年人事部、卫生部和国家中医药管理局确认赵绍琴教授为全国首批带徒的名老中医药专家之一，先生以培养后学为己任，以高龄之年，不辞劳苦，不避寒暑，亲自临床带教，并口授心传，把一生积累下来的宝贵学术经验毫无保留地传授给了他的后代及弟子，使其独到的学术经验后继有人。

1982年以来，赵绍琴教授先后多次应邀到日本、新加坡、韩国、香港等地进行学术交流，并为国际友人会诊，所到之处，无不受到当地医学同仁的热烈欢迎，为中外医学交流和中医药学在海外的传播作出了重要贡献。在学术研究方面，赵绍琴教授数十年笔耕不辍，发表有独到见解的高水平医学论文数十篇，撰写出版了《温病纵横》、《温病浅谈》、《文魁脉学》、《赵文魁医案选》、《赵绍琴临证 400 法》、《赵绍琴临证验案精选》、《赵绍琴临床经验辑要》、《赵绍琴内科学》等多部学术专著，不仅为我们留下了珍贵的医学财富，而且也在现代中医学发展史上增添了光彩的一笔。

目　录

上篇　脉学述要

一、浮中与按沉四部取脉法 …………………………（3）

二、八纲统脉 ……………………………………………（5）

三、主脉与兼脉 …………………………………………（6）

四、脉诊各论 ……………………………………………（7）

中篇　中医辨证

一、什么是中医辨证 ……………………………………（23）

二、为什么要辨证 ………………………………………（23）

三、病因 …………………………………………………（24）

（一）外感病因 …………………………………（24）

（二）内伤病因 …………………………………（28）

四、辨证 ……………………………………………… (29)

  （一）八纲辨证 ……………………………………… (29)

  （二）脏腑辨证 ……………………………………… (32)

  （三）六经辨证 ……………………………………… (41)

  （四）三焦辨证 ……………………………………… (45)

  （五）卫气营血辨证 ………………………………… (46)

五、五脏的辨证在临床上的应用 ………………………… (47)

  （一）肝 ……………………………………………… (47)

  （二）心 ……………………………………………… (57)

  （三）脾 ……………………………………………… (65)

  （四）肺 ……………………………………………… (69)

  （五）肾 ……………………………………………… (77)

下篇　杂病证治

感冒 ………………………………………………………… (83)

咳嗽 ………………………………………………………… (85)

喘哮 ………………………………………………………… (87)

泄泻 ………………………………………………………… (90)

眩晕 ………………………………………………………… (93)

痹证 ………………………………………………………… (95)

痿证 ………………………………………………………… (98)

痢疾 ………………………………………………………… (100)

痰饮 ………………………………………………………… (103)

血证 ………………………………………………………… (106)

胃脘痛 …………………………………………………… (112)

胸胁痛 …………………………………………………… (115)

腹痛 ……………………………………………………… (116)

腰痛 ……………………………………………………… (118)

黄疸 ……………………………………………………… (121)

臌胀 ……………………………………………………… (123)

便秘 ……………………………………………………… (126)

心悸 ……………………………………………………… (128)

不寐（失眠）…………………………………………… (130)

头痛 ……………………………………………………… (132)

厥证 ……………………………………………………… (135)

呕吐 ……………………………………………………… (137)

虚劳 ……………………………………………………… (140)

水肿（包括肾炎）……………………………………… (144)

中风 ……………………………………………………… (147)

耳鸣、耳聋 ……………………………………………… (150)

阳痿 ……………………………………………………… (151)

遗精 ……………………………………………………… (153)

积聚 ……………………………………………………… (155)

呃逆 ……………………………………………………… (158)

噎嗝 ……………………………………………………… (159)

劳瘵 ……………………………………………………… (161)

失音 ……………………………………………………… (163)

肺痈（附肺痿）………………………………………… (165)

消渴（糖尿病、尿崩症）……………………………… (167)

郁证 ·· （169）

癫狂痫 ··· （172）

癃闭 ·· （175）

遗溺 ·· （176）

肠痈 ·· （177）

五淋（附：尿浊）··· （178）

疝气（附：奔豚气）··· （182）

疟疾 ·· （184）

诸虫 ·· （186）

古今度量衡对照表 ··· （188）

方剂索引 ·· （191）

赵绍琴内科精要

大医精诚万世师表

上篇　脉学述要

　　诊脉，又称切脉，俗称搭脉、号脉，是中医诊断疾病的重要方法之一。中医诊病要靠望、闻、问、切，四诊合参，综合判断，脉诊就是切诊的主要内容。中医有句老话叫做"切而知之者谓之巧"，意思是说通过诊脉就能诊断疾病的医生是很高明的。实践证明，通过诊脉确实可以了解疾病的重要情况，如在表在里，属寒属热，以及正气的强弱和邪气的盛衰等，甚至可以"决死生、定可治。"

　　诊脉为什么能诊断疾病？按照中医理论，"有诸内必形诸外"，就是说身体内部有了变化，就一定要通过一定的形式表现出来，中医用望、闻、问、切四诊分别诊查不同方面的表现，例如，形态色泽方面的表现通过望诊可以查得；声音、气味的改变可以通过闻诊获得；患者自觉症状和有关病史情况可以通过问诊获得；而切诊则主要是通过诊脉来了解整个机体功能状态。为什么诊脉能够了解全身的情况呢？这主要是因为"肺朝百脉"就是说全身各个脏腑经脉的气血都要汇聚到肺来，而诊脉的部位"寸口"，正是肺的经脉手太阴所循行的地方，所以人体五脏六腑经脉气血的情况，都能从寸口这个地方的动脉搏动中反映出来。

　　诊脉是临床诊断的重要依据，是中医诊断疾病的必不可少的步骤。常常有人写信问病求方，症状叙述得很详细，各种检查也很完整，就是因为缺少了"脉"和"舌"的情况，因此就很难按照中医的标准进行准确的辨证施治。一般说来，脉象和患者的临床表现总是相符合的，有了诊脉作依据，才能进行准确的辨证分析。当然也会遇到脉证不符的情况，这就需要仔细分析、决定取舍，常常是症状表现为假象，脉象反映出实质，例如"大实若羸状，至虚有盛候"，这时都需要"舍证从脉"。古人也有舍脉从证的例子，也需要引起注意。但无论哪种情况，都必须建立在诊脉准确无误的基础之上，才能辨证准确、治疗无误。

绍琴幼承庭训，及长，历随数名医临诊，每叹诸师诊脉之精湛，迄今潜心研讨 50 余年，悟得诊脉必分浮、中、按、沉四部，种类分为表、里、寒、热、虚、实、气、血八纲。脉象一明，治则随之，有如成竹在胸，方可稳操胜券矣。

一、浮中与按沉四部取脉法

古人诊脉大多取浮、中、沉三部。笔者体会，以分为浮、中、按、沉四部更为准确和切合临床实际。一般浮取主表或卫分，中取主半表半里或气分，按部主偏于里或营分，沉部完全主里或血分。浮、中、按、沉四部分法，可以分作两部，即浮、中作为一部，按、沉作为一部，浮中部所得脉象主功能方面的疾病，为标证。按沉部所得脉象主实质，为本病。这样就不至于为假象所迷惑。诊脉法和一般略同，轻手即得者为浮，稍用力即是中部，再加力以至于筋骨间为按沉部。诊脉定位以浮、中、按、沉四部来分，可更好地定表、里，定功能与实质。以浮部定表分，中以定偏里，按是属里，沉则为深层极里。也可以说浮脉主表，沉脉主里，中与按皆为半表半里。温病的卫、气、营、血四个阶段，可以用浮、中、按、沉来划分。

总之，浮、中主功能方面疾病，而按与沉主实质性的疾病。

又如新病与久病，气病与血病，外感与内伤等，都能用浮、中、按、沉四部辨别清楚。下面谈谈浮中与按沉的各部取脉方法。

1. 浮部取脉法

皮表部位即浮部，医生用手指轻轻地按在病人桡骨动脉皮肤上所得之脉，浮位表示病机在表分，如伤寒病人初起病在太阳，温病为病则在卫分，或在肺与皮毛。当然，浮只表示病在表位，要想全面了解病因、病机，还要看兼脉的情况，如浮滑主风痰，浮数主风热等。若想进一步测虚实、寒热、表里、气血，或停痰、停饮、郁热、血瘀等，就必须详察其他兼脉，不然就难以详细确诊病位与病机。

2. 中部取脉法

是从浮位加小力，诊于皮肤之下即是中部。如浮位用三菽之力（菽：豆也），中部即是六菽之力，表示病在气分，或定为病在肌肉，或在胃。伤寒病是标志邪从表入里，主胃主阳明；温病则明显属气分；在一般杂病中，即称它为在肺胃之间。总之，凡脉来明显在"浮"与"中"位者，多主功能性疾病，属阳，属气分，若再加力而入"按"、"沉"部位，这说明邪已入营、入血了。

3. 按部取脉法

医生切脉，从浮、中再加重力量（九菽之力），按在肌肉部分，反映邪在里之病，如《伤寒论》的太阴证，温病的营分证，杂病中主肝、主筋膜之间的病变。凡脉在按部出现则说明病已入里，主营分、主阴。

4. 沉部取脉法

从按部加重用十二菽之力向下切脉，已按至筋骨，表示病已深入，主下焦、主肾、主命门。如《伤寒论》病在少阴、厥阴。

少阴病以沉细为代表脉，而厥阴病多以沉弦为代表脉。在温病则表示邪入血分。在杂病中说明病延日久，邪已深入，当细致审证治疗。如病人脉象见于按沉，主实质性疾病，也说明了疾病的实质性问题。

二、八纲统脉

脉象的种类很多，临床常见的有 28 种。为了便于学习掌握，通常把 28 脉又分成几大类。有各种不同的分类方法。笔者认为，应当以主病病机为主，结合脉的形态，可分为表、里、寒、热、虚、实、气、血八类，可称为诊脉八纲。

八纲即阴阳、表里、虚实、寒热，是一切外感病和内伤杂病的辨证纲领。六经辨证、三焦辨证、卫气营血辨证或是脏腑辨证，都可以概括于八纲辨证中。脉象用八纲进行综合分类，既清楚也便于记忆，能更好地应用于疾病的诊断。

脉象因人而异，并受到气候、环境、情绪等因素的影响。但复杂多变的脉象总是有规律可循的，为了得出较准确的诊断，关键在于确定脉象的八纲属性。

脉象的八纲分类是：

1. 表脉——浮。

2. 里脉——沉、牢、伏。

3. 寒脉——迟、缓、结、紧。

4. 热脉——数、动、疾、促。

5. 虚脉——虚、弱、微、散、革、代、短。

6. 实脉——实、长、滑。

7. 气脉——洪、濡。

8. 血脉——细、弦、涩、芤。

这种分类方法的优越性在于和病机结合比较紧密，同时又体现了各类脉象的主要区别点。例如，表脉主病在表，里脉主病在里，同时又在部位上有明显区别；寒脉多主寒证，热脉多主热证，两者又多能从至数上加以区分；虚脉多主正气虚，实脉则主邪气实，两者的形态及力度的差别也很显著；至于气脉主气病为多，血脉主血病常见，也属临床常见病机的两大类。

在八纲辨证中，阴阳为总纲。在脉象分类中亦然。上述脉象中：表、热、实、气脉，总属于阳脉之性；里、寒、虚、血脉，总属于阴脉之性。

三、主脉与兼脉

单凭一个浮脉不能断定是什么病，必须再诊出八纲脉来断其表里、寒热、虚实与气血，如浮滑是风痰、浮弦是风邪挟郁、浮数是风热等。但是要想诊断一个完整的疾病，还必须再诊出第三个脉来。如浮滑数是风痰热，浮紧弦是风寒而体痛。这样还不够，要想看清病人的疾病、进一步弄清病人的体质与疾病的转机就要再找出第四个脉来，如浮滑数而按之弦细，这就清楚多了，弦则肝郁，细为血虚，脉象告诉我们，这人是素来血虚肝郁，目前是风火痰热，我们在开方治风火痰热时，要照顾到血虚肝郁方面。也就是说，在治风火痰热时不可以过凉，也不可以过于祛风，因为病人体质是血虚肝郁，不能多散风、多清热而忘了病人是血虚之体了。

先父经常说：看脉必须看出五个脉才能诊断清楚，不是一个什么脉就诊什么病、就用什么药。

从临床上看，大多数疾病所表现出来的脉象，并不是单纯的一种脉象，常常是几种脉象同时出现。例如，弦滑或濡数都是两种脉象同见的复合脉，沉细滑数则是四种脉象同时出现的复合脉象。这反映了病因病机的复杂性，必须细致诊察，还有浮中部与沉部脉象不同，例如浮中濡软，沉取弦数有力，则前者主气虚湿郁，后者主肝郁内热，临床尤当注意。

四、脉诊各论

　　学习脉诊首先要掌握各种脉象的特征。一般说来，脉象的特征主要通过它的位（出现的部位）、形（脉的形态）、数（至数的多少）、力（力量的大小）、势（脉搏动的起伏之势）等五方面来辨别。有些脉象只从一个方面便可确定，如浮沉以位辨，迟数以数定，有的则是几方面的综合，如洪脉以形与势言，濡脉以形与力定等等。下面将按照诊脉八纲分类，并分别介绍28脉的脉象形态，近似脉鉴别，主病及常见兼脉。

（一）表脉——浮

　　表脉主表证，在二十八脉中，只有浮脉主表证，其他脉象大多数可以和浮脉相兼出现。

　　浮脉以位定，在浮部出现，轻手即得，按之稍减而不空，举之泛泛而有余，即有向上鼓的感觉，古人形容为"如水中漂木"。

　　相似脉鉴别：

　　芤脉：浮大而中空，即浮部出现，脉形较大，按之有空豁感，古人形容"如捻慈葱"。

　　革脉：芤脉与弦脉同见为革脉。

　　洪脉：浮大而盛，按之来势不衰减，有越按越盛的感觉又有急起直落的感觉即来盛去衰。

　　浮脉主病：浮脉主表，主要反映了外感邪气侵袭人体肌表，正气抗邪，正邪交争于表的病机。一般表现为浮而有力。此外，若久病体虚者见浮脉，不可一概而论，若有外感症状者，可作正虚感邪，以扶正祛邪治之；若无外感症状，而脉突现浮大无力者，多系阳气失于潜藏，恐生脱变，须要小心诊视。

常见相兼脉象：

浮兼数：即浮脉一息五至以上，称为浮数脉，为外感风热、温病初起的常见脉象，以发热微恶风寒并见为主要表现。临证必视咽、舌，若咽红或肿，舌边尖红，口微渴者，即是温热证初起，治宜辛凉清解，忌辛温发表之剂。

浮兼紧：浮脉与紧脉同见者，称为浮紧脉，是外感风寒重证的主脉。寒主收引则脉必紧急，邪重正强，相搏于表，脉必浮紧，证见发热、恶寒较明显，头身痛，无汗，咽不红不肿。舌苔白润，舌质不红，口不渴者，必是感寒，虽有发热，但慎用凉药，当辛温解表，得汗而愈。

浮兼缓：浮脉一息四至或略迟些，即为浮缓脉。来去怠缓，多属感冒风邪轻症，寒热都不明显，头晕鼻塞，身似有汗，治宜调和营卫，疏散风邪，如葱豉汤之属，小剂轻投即愈。

浮兼滑：浮脉与滑脉相兼，称为浮滑脉。多为平素痰饮为患，复感外邪，表证尚在，咳嗽痰多，或喘满不舒，当于疏解外邪。方中加入祛痰之品，可仿参苏饮法为方。若脉虽浮滑而按之濡软无力者，属既有风痰，又属湿盛，必观其舌，若苔白腻滑者必参以化湿之品，如舌胖嫩滑腻者，阳气亦属不足，方中可佐以助阳之品。若浮滑，而沉取弦滑数有力者，内有痰火郁热，治当清化痰火为主；若沉取弦实有力，苔黄厚糙老，大便秘结者，为痰热挟滞内阻，治宜泄化通腑方法。

浮兼散：浮脉与散脉相兼，是为浮散。浮散主劳极，元气衰微，欲脱之象，急当益气固脱。

（二）里脉——沉、牢、伏

里脉包括沉脉、牢脉、伏脉三种脉象。从病机上来讲，多主里证；从切脉部位来讲，都出现在沉部，这是里脉的共同特点。

1. 沉脉

沉脉，浮中部皆无，只能在沉部出现，沉取始得之，古人形容"如石投水，必沉于底"。正常较胖的人，其尺脉多为沉脉。

近似脉鉴别：

伏脉：伏脉出现的部位比沉脉更深，必须"推筋着骨"才能诊得。沉脉的诊法，是以比中取稍大的力量按切之，所得的脉象为沉脉，伏脉必须深按至骨才能诊察出来。所以沉伏虽同居沉部，但仍有浅深的区别。

牢脉：牢脉位居沉部，以脉形弦长实大为其特征，与其在沉部出现的浅深程度没有关系，无论在沉脉部位还是伏脉部位，只要脉形是弦长实大的，都应视为牢脉。

沉脉主病：沉脉主里，当以有力无力定虚实，沉而有力主里实，为邪结于里而正不虚；沉而无力主里虚证，多为脏腑内损，气血虚弱之候。其具体辨证必须视其舌、色、证候，参以脉之兼并，才能确定，这里仅述其常见相兼脉象。

常见相兼脉象与病机：

沉兼迟：沉则主里，迟则主寒，沉迟相兼，多主里寒，沉迟有力者多主痼冷积聚，治当温通逐邪；沉迟无力者为阳虚里寒，宜温阳益气，若沉迟而微，尺部尤甚，责之命火衰微，治当补命火培下元。又沉迟有力固以冷积为多，然须详视舌、证，若舌苔黄厚糙老，证见阳明腑实者，当以承气下之；若属热郁于内，闭伏不去，可用宣郁、开泄、疏调方法，切不可拘于里寒一说。

沉兼数：沉数并见，当主里热，有力者为里实热证，多为热郁于里，治宜宣郁泄热法；沉数无力者属虚，虽有热象，亦为虚热，非泄热折热所能疗，当视其虚在何部，脉沉细数多属血虚阴虚，脉形大而无力者多气虚阳虚，当合参舌、色、证候辨之。

沉兼滑：沉滑之脉，多为痰饮久留不去之证，如喘嗽、痰核、流注、诸痹、偏瘫等，皆当参以治痰之法。正虚者须当扶正，邪实者首当祛邪，又皆以脉之有力无力为辨。若妇人经闭而无他证者，多为孕子之象。

沉兼濡：沉脉而兼软，是气分不足且有湿郁。舌苔白腻滑润者，化湿为先；舌体胖嫩齿痕者，益气助阳为要。

沉兼弦：沉弦主肝郁气滞，其人多胁痛胀闷，喜叹息。面色苍者，常须防其化火。若脉沉弦数急者，必心烦急躁，夜寐梦多，即是肝郁化火之象，治当开郁泄热为先。

沉兼涩：沉涩之脉，初则气滞，久则血瘀，气病及血，日久而成，治宜疏调气机，养血活血之法，必嘱其宽心怡志，增加活动，候其气血流通为盼。

沉兼细：沉细为阴伤血少，若按之微弱无力，则说明阳也不足，益气养血为要。

沉兼紧：沉紧多为阴寒直中于里，证见腹暴急痛，泄利或寒疝发作，苔白滑润，宜温中散寒为治。若再见舌体胖嫩且有齿痕，是阳气已虚，当参以温阳益气之品。

若沉紧而两关独滑者，必有积滞阻于中焦，治宜温寒拈痛，稍佐消导之法。

沉兼微：脉沉而微弱欲绝是为沉微，主里虚已极。若久病暴见此脉，须防虚阳外脱之变，急备独参汤、参附汤以防不虞。

沉兼实：脉来沉实，多主邪实在里而正气不虚，当合参舌、色、证候。若舌苔黄厚糙老，身热面赤，腹满便结者，急当攻泄里实热结。若年事已高，并无里实见证而见沉实之脉

（每兼弦滑之象），则多属动脉硬化所致，不可攻实，宜养血育阴柔肝为治。

2. 牢脉

牢脉以位、形定，在沉部出现，脉形弦长实大者是牢脉。

近似脉鉴别：见沉脉。

牢脉主病：牢脉主邪实痼疾，多为癥瘕、积聚、癫疝之类，治当扶正祛邪，以缓图之，不可图快急攻，反致正伤邪不去。一般牢兼数者须兼泄其郁热；牢而兼迟者须兼温其沉寒；两关牢甚，积在中焦胃肠，攻泄可治。若久病正虚，形体羸瘦，大肉脱陷，反见牢脉者，乃真脏脉见，预后不良。

3. 伏脉

浮、中、沉三部均无脉可寻，必重按推筋至骨始得之者为伏脉。

近似脉鉴别：见沉脉。

伏脉主病：伏脉主厥证与痛极，为邪闭气机所致。外感证中邪正交争，欲作战汗，亦可见伏脉。伏脉为一时性脉象，证减脉当出，若久伏不出者险。

（三）寒脉——迟、缓、结、紧

所谓寒脉，是指这类脉象所主疾病的病机多数为寒。寒脉主要包括迟、缓、结、紧脉四种，临床上主要从脉动至数的多少来分辨，若再结合脉动的部位、形态、力量和动势，就能辨识不同的兼脉。

1. 迟脉

脉象：迟脉一息3至，即医者一呼一吸，病者脉动3次，其脉搏跳动的频率大约在每分钟50次左右。

近似脉鉴别：

缓脉：比迟脉略快，舒缓而调匀，有从容和缓之象。

结脉：迟而时止为结，即脉动缓慢，时有停歇。

迟脉主病：寒则涩而不流，气血运行不畅，故脉搏来迟。李时珍说："有力而迟为冷痛，迟而无力定虚寒。"这是就一般而论。其实，凡属邪气阻滞气机，以致气血运行不畅，都可出现迟脉，如气郁、阳郁、热郁，甚至阳明腑实证，也可出现迟脉，切不可一概认定为寒，必须细察其兼脉与证候，殊不致误。

常见兼脉：迟兼滑实有力；迟兼滑，按之弱而无力；迟兼弦滑，沉取有神；迟兼弦细沉小弱；迟兼弱，按之甚微；迟兼弱，沉取弦细；迟兼细而按之滑濡有力。

2. 缓脉

脉象：缓脉比迟脉略快，大约一呼一吸，脉来 4 至即为缓脉，有和缓从容之象。

近似脉鉴别：见迟脉。

缓脉主病：一般认为，缓脉多主偏于不足一类疾病。李时珍说：缓为营衰卫有余，非风即湿或脾虚。伤寒中风，营弱卫强，其脉浮缓。湿盛阻滞气机，脾土受困，其脉亦缓，至于正常人之见缓脉，则必和缓均匀，从容有神，非病脉可比。

常见兼脉：缓兼滑按之弦急；缓兼滑，按之弦细；缓兼濡而滑弱；缓兼濡按之弦细有力；缓兼涩，按之濡弱；缓兼浮而两关独滑，沉取滑而有力。

3. 结脉

脉象：脉来缓慢，一息三四至，时停跳而无规律。

近似脉鉴别：见迟脉。

结脉主病：结脉主气阻、痰瘀、湿困及心气不足。所谓："结甚则积甚，结微则气微，浮结则外有痛积，伏结则内有积聚。"

常见兼脉：结兼浮而弦细滑，按之急躁；结兼沉而按之弦实有力；结兼沉按之虚濡力弱。

4. 紧脉

脉象：紧脉往来搏动有力，象绷紧了的绳子上下左右弹动，具有一种紧迫、颤抖而不平稳的特点。

近似脉鉴别：

弦脉：端直以长，似弓弦挺立于指下。

按：数脉从至数上分，弦脉以形象而定，紧脉则从其力度和动势两个方面审知。

紧脉主病：紧脉主寒主痛，一般说：风寒外束，脉多浮紧，里寒作痛则脉见沉紧，关脉紧滑而实者，多主宿食，尺脉紧者多为寒疝少腹痛也。

常见兼脉：紧兼浮按之有力；紧兼浮，沉取虚濡无力；紧兼沉按之滑实有力；紧兼弦沉取濡弱无力；紧兼滑按之数实。

(四) 热脉——数、动、疾、促

热脉所主多热，包括数、动、疾、促四种，临床鉴别以脉动至数为辨，亦当细审兼脉及舌、证。

1. 数脉

脉象：数脉一息六至。小儿脉一息六至为常脉，一息七八至者为数。

近似脉鉴别：

疾脉：一呼一吸脉来七八至为疾脉。

促脉：数而中止，即数脉兼歇止者为促脉。

数脉主病：数脉主热，沉数者里热，寸数主膈上热，关数为中焦热，尺数主下焦热，再视兼脉兼证以详辨之。

常见兼脉：浮数而兼弦紧；浮数而滑实；浮数而兼弦细；浮数兼濡滑；浮数而兼虚弱；沉数而兼濡滑；沉数而滑实有力；沉数而按之虚弱无根；数兼洪而按之滑实；数兼濡，按之虚弱无力；数兼濡，沉取滑实；数兼虚而按之弱微无力；数兼细，按之虚弱无力；数兼弦细，按之搏指有力；数兼滑，按之濡弱；数兼实弦滑。

2. 动脉

脉象：脉数而兼紧、兼滑、兼短者，无头无尾，转转动摇，其形如豆，其动不稳。

近似脉鉴别：

短脉：脉来上下不满部为短。

动脉主病：阴阳相搏，其脉则动，男子多亡精，女子多崩中。少阴脉动甚，多为女子妊娠也。

常见兼脉：动兼滑，按之细数；动兼滑，沉取无力；动兼数，按之弦滑有神；动兼弦滑有力；动兼细弦滑数。

3. 疾脉

脉象：一息七八至以上者为疾。

近似脉鉴别：

数脉：一息六至。

疾脉主病：疾而无力无神者为虚极，阳极阴竭，元气将脱。疾而有力者为郁热内伏。

常见兼脉：疾兼虚按之微弱无力；疾兼虚沉取弦细力弱；疾兼细按之弦滑略有力；疾兼弦细而滑，按之略有力；疾兼滑两关独旺。

4. 促脉

脉象：脉来数，时一止，为促脉。

近似脉鉴别：

数脉：一息六至，无歇止。

结脉：迟而时一止为结。

代脉：止有定数为代。

促脉主病：凡内有实邪阻滞，郁热内伏，阻滞气机，使气血流动受阻。可见促脉。

常见兼脉：促兼滑，按之弦细较有力；促兼滑，沉取濡软；促兼弦，沉取滑实有力；促兼细，按之力弱；促兼虚，按之弦滑。

（五）虚脉——虚、弱、微、散、革、代、短

虚脉脉象所主疾病多属气血阴阳诸不足，包括虚，弱、微、散、革、代、短七种脉象。其虚在气在血，在阴在阳，或虚中夹实；或实而兼虚，必细察兼脉，合参舌、色、证候，方可断之无误。

1. 虚脉

脉象：脉形阔大，软弱无力，稍加重按，即有空豁无力的感觉。虚脉以形、力而定。其脉形大，故浮部可见，其软而无力，故脉动又似缓慢。

近似脉鉴别：

芤脉：浮大中空，如按慈葱状。

革脉：芤弦相合，浮而弦急，如按鼓皮状。

濡脉：形阔而边缘模糊不清。

散脉：涣散不收，脉动无序。

虚脉主病：虚脉多主阳虚气弱，中阳不足。若虚脉见于两寸，多为心肺气虚，症见怔忡、惊悸。若阴虚劳损之证，脉本细小而弦，忽变虚脉，多属阴伤已极，阳气将脱，须防脱变。

2. 弱脉

脉象：沉细无力即为弱脉，脉形较为细小，脉动软而无力，又轻取不见，重按至深部始得，此乃弱脉之象也。

近似脉鉴别：

细脉：指下有脉细如丝，明显而清晰，三部皆可出现。

微脉：似有似无，细弱欲绝状。

濡脉：形阔而软，边缘不清。

弱脉主病：弱脉主气虚阳衰，寸弱阳虚，尺弱阴虚，关部弱主脾胃虚。

3. 微脉

脉象：微脉浮细欲绝，似有似无，指下似无却有，虽有又似无，轻手尚可见，稍重即逝。

近似脉鉴别：

散脉：脉形浮大无伦，搏动不齐，似花瓣飘散而无根。

细脉：脉形细小却明显于指下。

革脉：芤而弦急为革。

微脉主病：微脉多主气血双亏，阴阳两虚之候。李时珍说："气血微来脉亦微，恶寒发热汗淋漓，男为劳极诸虚候，女作崩中带下医。"

4. 散脉

脉象：散脉涣散不收，脉来浮大无伦，且搏动极不整齐，若花瓣之飘而无根。

近似脉鉴别：见微脉。

散脉主病：凡久病危笃，可见散脉，气血极虚，阴阳欲脱，必须积极抢救，不容稍缓。

5. 革脉

脉象：浮而弦急，浮取即有弦急之象，加力按之反逝而不见。李时珍云："革脉形如按鼓皮，芤弦相合脉寒虚。"芤言其中空，弦言其外急，芤弦相会，其名曰革。

近似脉鉴别：

芤脉：浮而中空，如捻慈葱状。

散脉：涣散不收，浮大无伦，搏动不整。

革脉主病：李时珍认为革脉主"女子半产崩漏，男子营虚梦遗。"凡久病营虚，精、血大伤，可见革脉。初病者无此脉象。

6. 代脉

脉象：脉来动而中止，止有定数，即脉搏有规律的停跳为代脉。

近似脉鉴别：

促脉：数而时一止，止无定数。

结脉：迟而时一止，止无定数。

散脉：涣散不收，浮大无伦，搏动极不齐。

代脉主病：或为脏真亏损，气血阴阳之不足，或为实邪阻滞，气、血、痰、食、湿等结滞在内，阻碍气血流畅，因而出现代脉。必须详察舌、色、证候，结合兼脉，全面考虑。

7. 短脉

脉象：短脉上不及寸，下不及尺，脉不满部，两头缩缩，故名曰短。又有一种说法，指脉来搏指短暂，应指而回。

近似脉鉴别：

动脉：其形如豆，厥厥动摇。

短脉主病：凡气血不足之证可见短脉。李时珍认为：浮短多为血涩，沉短多主胸中痞满，寸短多是阳虚，尺短多是阴虚。但短而滑数有力者亦主邪实有余之证。

大医精诚万世师表

（六）实脉——实、长、滑

脉实证亦实，多主邪实有余之证，包括实脉、长脉、滑脉等三种。要详察兼脉，合参脉证，庶可无误。

1. 实脉

脉象：实脉大而且长，略带弦象，浮、中、按、沉四部皆有，应指坚实有力。

近似脉鉴别：

牢脉：牢脉实大弦长，位在沉部。

长脉：脉过本位，上越寸，下逾尺，均匀条达，是谓长脉。

滑脉：往来流利，如滚珠状。

实脉主病：实脉主邪实，凡痰火蕴结，实火郁热所致的发狂、阳毒、伤食等，都可能出现实脉。老年动脉硬化的脉形弦直而劲，不能作实脉论。

2. 长脉

脉象：长脉过于本位，上越寸部，下逾尺部，如循长竿，如引绳状。

近似脉鉴别：

弦脉：端直以长，如张弓弦。

长脉主病：长脉主有余之疾，特别是阳热炽盛，当细察兼脉，结合舌、色、证候进行具体分析。

3. 滑脉

脉象：脉动好像滚动流利的珠子，应指圆滑流利。李时珍说"滑脉如珠替替然，往来流利却还前。"

近似脉鉴别：

洪脉：来盛去衰，应指即去。

长脉：过于本位，均匀调和。

滑脉主病：滑脉为阴中之阳，主痰、食、积滞等，有形之邪，又主妇女胎孕。

（七）气脉——洪、濡

气脉在八纲中属于气分阶段，本文论述气脉中的洪脉与濡脉。

1. 洪脉

脉象：在指下感觉粗大，来势充盛，去时缓弱濡软，是一种来盛去衰的脉象。

近似脉鉴别：

实脉：是浮沉皆得，脉大而长，微弦，应指幅幅然。

濡脉：是一种极柔软而轻浮的脉象，似丝棉漂浮于水上一样，但不一定只在浮位。

虚脉：是在大软的基础上，流动很慢，呈迟缓的现象。若加力按之全然无力。

洪脉主病：是阳热亢盛，阴液受伤，虚热上炎的一种现象，由于热盛消耗正气及津液，粗看貌似火热而实为正虚，所以脉形来盛去衰，指下极大。

2. 濡脉

脉象：是极柔软而轻浮的脉象，如水中漂浮棉絮之状。轻软圆滑，边缘不清楚。

近似脉鉴别：

洪脉：指下极大，来盛去衰，来大去长。

虚脉：指下不明显，隐隐豁豁然空洞，迟大而软，按之无力。

微脉：指下按之微弱欲绝，如羹上肥。

濡脉主病：是气血不足，阳气又虚，如暑热伤气较重，又挟湿阻气机，常出现濡脉。

（八）血脉——细、弦、涩、芤

血脉是指疾病深入到营血的脉象，见了这类脉象标志着病在血分，脉象必然出现下列的脉形，如细、弦、涩、芤。运用八纲辨证或卫气营血辨证来判断病位，推断病机，确定治疗，均要根据脉象为依据进行辨证及治疗。

1. 细脉

脉象：细脉在指下感觉像一根丝线那样细小，但是指下清楚，始终能明显地摸出。

近似脉鉴别：

弦脉：是端直且长，如张开的弓弦一样，按之不移，又像琴弦一样，挺然似有力而在指下。

虚脉：是指脉象虚软无力，是在虚软的基础上，并脉象流动较慢，呈迟缓的现象。

弱脉：是在脉来沉软的基础上，比较沉细一些。

微脉：微脉的形象是极细，并极为软弱，指下按之细弱如欲绝一样。

细脉主病：是以血虚为主的一类疾病，李时珍说："细为血少气衰。有是证则顺，否则逆"。意思是说：细脉一定是血虚为主而气分也弱的疾病。如不是血虚证，反见了细脉，那就应当很细致地进行多方面的分析。先父说过："单纯的细脉，一定是血不足"。有时候因血不足之外，还有一些气分虚，那就要产生细且弱的脉象。

2. 弦脉

脉象：弦脉是端直且长，如张开的弓弦一样，按之不移，又像琴弦一般，挺然有力于指下。

近似脉鉴别：

细脉：是指下感觉到只像一根丝线之状，非常清楚，但比较弱者为佳象。

长脉：脉形搏动是上越过寸部，下越过尺部，柔和均匀条达。

紧脉：脉形来往有力，宛如绳索转动，弹人手指。

动脉：无头尾，如豆大，厥厥动摇，或在关上，或在寸部。

牢脉：牢脉是在极沉的部位出现，实大弦长。

弦脉主病：多见于肝气郁结，肝阳亢盛，由于肝木失于涵养，肝阳易亢，最易出现弦脉，临床多表现为胸胁痛。或是水饮停留等疾患。

3. 涩脉

脉象：涩脉往来迟滞不畅，涩艰极不滑利。古人称它是钝刀刮竹，也是形容涩滞不畅之意，这种病多发于暴怒及血少精伤的情况。

近似脉鉴别：

缓脉：去来小驶于迟，有从容和缓之意。

迟脉：在一呼一吸之中，脉来三至。

结脉：是脉搏往来缓慢，一息四至，并有停跳。

涩脉主病：多是气血流行不畅而出现的脉形，新病多属气分郁结，而有疼痛的感觉；久病即为血少寒凝，甚或闭而不行。

4. 芤脉

脉象：芤脉是一种失血的脉象，属于暴然失血过多的脉象。芤脉的形态是浮大而软，中间空虚；虚脉是浮而迟，两边虚软无力；革脉是浮大而弦，虚晃不稳，按之无力。芤脉是浮大而软，按之中空，两边实，状如慈葱。

近似脉鉴别：

浮脉：按之不足，举之有余，如水漂木。

虚脉：浮大而濡，又有缓软之意。

濡脉：来似较盛，去略衰，近似浮大而软缓。

革脉：浮位而弦，并虚晃不稳，加力压之则无。

芤脉主病：多见于暴然失血之后，因为失血过多，虚火上炎，所以脉形多见浮大，脉管空虚，故见中空。

总之，中医脉诊是中医诊病的一个法宝，任何轻视或忽视的态度都是错误的，正确的态度应当是认真地学习研究，在实践中不断提高诊脉技术，从而提高临床水平。

中篇　中医辨证

一、什么是中医辨证

中医辨证就是运用祖国医学的理论，根据具体的病情，通过分析、归纳、综合的过程，从而找出疾病本质的方法。医生在诊治疾病的时候，用望、闻、问、切四诊获得有关疾病的资料，必须经过辨证才能做出诊断，并依靠诊断提出治疗方案。

中医辨证包括八纲辨证、脏腑辨证、六经辨证、三焦辨证及卫气营血辨证等。在应用时要求根据具体病种选择应用。如杂病中宜以脏腑辨证方法为主，在外感病时就要首先辨别是伤寒还是温病，伤寒当应用六经辨证法为主，温病就宜三焦和卫气营血辨证了。

当然，这些辨证方法不是孤立的，必须结合地区、时令、病人的年龄、性别、体质、职业和饮食习惯等具体情况，从而分析、归纳，才能进一步认识疾病的本质，才能决定合理的治疗方法，才能取得满意的疗效

二、为什么要辨证

中医在治疗疾病的时候，总是要求必须达到治本的目的，在古代的医书里有这样一句话，"治病必求于本"。什么叫做本呢？

它指的是疾病的本质，不是表面上看出来的现象。疾病表面上的证候，给医生的只能是概念，由概念进行推理才能得出本质。如何能够准确地应用推理方法得出本质？就要靠前人在临床实践中积累的宝贵经验——中医辨证。只有很好地掌握使用中医辨证，才能得出治本的目的。

中医认为：疾病的产生不外两个方面，一方面是"正"，另一方面是"邪"，有因为正虚引起的，也有因为邪实而引起的，有的病是先正虚而后病邪侵入，故称正虚邪实；有时候先邪实，经久不愈导致正气又虚，这叫做邪实正虚。在用药时，有时当先补正，有时宜先祛邪，也有时候要先攻后补或先补后攻及攻补兼施等。如何能正确地运用这些方法，就要靠中医辨证了。只有运用中医理论，根据病情，分析证候，找出病机，才能达到正确的治疗目的。

三、病　　因

"病因"是辨证施治的最主要的项目之一，医生如果能够了解清楚病因，等于兵家了解清楚敌情一样，虽然有部分假象或假脉，绝对不影响我们的立法、处方与用药，所以说，掌握病因是辨证的主要一环，在治疗上具有一定的重要意义。

（一）外感病因

"六淫"是外感病因的主要成分，是指风、寒、暑、湿、燥、火的六种时令气候，在正常的情况下，我们称它为六气，由于六气的偏胜偏衰，往往使人生病，因为它也是外感病的主要六种原因，所以我们称之为六淫邪气。如春天多风病，夏季多暑病，长夏（是指夏季里湿重的一段时间）湿气最盛，就容易患湿病，秋日天气干燥雨少，故多燥病，冬天气候过冷最容易患寒病。当然这也不是一成不变的，像风邪挟寒受病，日久不解也能蕴郁化热；湿病留恋不去，中焦阳气不足，日久又能转化成寒病。有时候也可能两种或三种病因混合出现，因此表现疾病的症状也就错综复杂了。必须通过临床进行分析，归纳，找出主要矛盾，就便于诊断和治疗。

1. 风

风邪是在六淫之中比较常见的，受病容易，发病最快，变化最多的一种邪气，常见的可分为伤风、风寒、风湿、风燥几种。

风邪外袭于人体，发病急速，常见的症状以身热，肢体酸楚、口干、略渴、咳嗽、皮肤发生风疹作痒等。

（1）伤风

以头痛、发热、怕风、鼻塞、咳嗽、脉浮，舌苔薄白等为主，治疗当用辛宣疏解法。

（2）风寒

以头痛、畏寒、体痛、呕吐、恶心、周身关节疼痛，脉象浮紧、苔薄白滑润等为主，治疗宜用辛温发汗法。

（3）风热

以头晕、目赤、口干且渴，咳嗽、咽痛、舌红浮黄，小便短黄为主，重时尿道灼热刺痛，脉象浮数，治疗可用辛凉清解法。

（4）风湿

必头部沉重胀痛，周身酸软无力，汗出怕风，发热口中黏腻不爽，舌苔白腻，小便不利，可用辛香疏化法。

（5）风燥

多咽干口燥，咳嗽少痰，舌红且干，皮肤干涩，指甲不润，宜用甘润清疏法。

另有内风部分，属于血虚动风而引起的，详在脏腑辨证中，兹不多述。

2. 寒

寒邪多在冬季发病，根据邪中浅深，可分为表寒和里寒两类。寒为阴邪，治疗当用温性药物为主。

（1）伤寒

是皮表受寒的一种病，初起主要以怕冷、发热，头项强痛，板滞不舒，身体关节疼痛等无汗为主，脉象浮紧，舌苔白腻或薄白，治疗当以辛温发汗法。

（2）中寒

是寒邪内受于里的疾病，突然怕冷，哆嗦，周身疼痛，身体发凉，四肢逆冷，面色青白，或吐泻腹痛，喜按喜暖。重病时，可能口不能吃东西，声音嘶哑，昏眩不知人事，四肢强直，脉象沉细且迟，舌白苔滑腻润，治疗宜用辛热通阳法。

另有虚寒一类，多由素来阳气不足，寒从内起，详在八纲虚证中介绍，希能互参。

3. 暑

暑指夏令炎热气候而言，暑热逼人，汗出过多，消灼津液，气阴皆虚。若因热贪凉或过吃生冷，暑必挟湿挟寒，处理时当照顾到湿与寒的方面。

（1）伤暑

感受气候暑邪，症状多见身热汗出，烦躁口渴，疲倦无力，面部垢浊不净，神气疲乏，头晕脑胀，恶心呕吐，脉象虚濡，治当清暑祛热法。

（2）中暑

炎暑烈日之下，时间过久，正气不能支持，突然仆倒，昏闷不省人事，脸上汗出如油，身热神昏胡说，小便短少色红，脉象洪大或沉伏，治之当以芳香开窍法或用甘寒增液之药。

（3）伏暑

暑邪挟湿留恋潜伏不去，每至秋天才发，所发症状，怕冷，发热，胸口痞满堵闷，面部汗出状如油垢，周身酸软无力，吃饭不香，头晕且沉，大便不爽快，小便不多，舌苔白滑而腻，脉象多为濡软，治疗时可用芳香清化上中二焦之热。

4. 湿

湿是一种黏腻重浊的阴邪，在长夏季节中容易发生。趟水淋雨，久居湿地或外受雾露之时，全都能导致外湿一类疾病。若由过食生冷，嗜好饮酒，浓茶，或体力劳动不够，脾运失职，水液内蓄成为内湿病。

（1）外湿

由于外受雨露湿邪，从外内侵，经络中的气血因湿阻不能运行，周身酸软疼痛，转动不方便，头重汗出，大便不爽快，舌淡苔腻，脉象濡缓，可用芳香化湿法。

（2）内湿

嗜好浓茶与过吃冷水，水湿停留不化，胸口痞满作胀，头部沉重如包裹一样，口中淡木没有滋味，吃饭不香，大便不畅利，小便少，下肢略有水肿，治疗当分利三焦，通利其水道。

（3）湿热

湿邪留恋日久，不能宣化，蕴蓄化热，热盛必心烦口渴，小便赤黄，湿郁阻于络脉，周身酸痛，四肢关节肿痛，湿热交蒸，面目发热，重时成为黄疸，阵阵出汗，脉象濡软滑数，舌苔多黄腻质绛，治疗当以芳香宣化，淡渗祛湿。

（4）寒湿

禀赋薄弱，湿留不化，正虚阳气又衰，久则化寒，周身关节疼痛，四肢略浮且凉，行动不方便，大便溏稀，小便清长，舌白苔滑腻，脉象沉迟，宜用温化寒湿为治。

5. 燥

燥是秋天的主气，因为秋令天气干燥，空气中湿度较低，容易产生燥病，若久晴无雨，秋天燥热，发为温燥；秋气渐凉，又感燥气，故为凉燥；又有因汗、吐、下后，伤亡津液，也能成为津液缺少的枯燥。

（1）温燥

秋阳暴烈，气候过燥，人体感受即病，身热口渴，咽干且痛，咳嗽气呛，胸疼，痰中带血，舌苔白且干，边尖皆红，脉多弦数，治当辛凉清润法。

（2）凉燥

秋深气候渐凉，人感即病，头痛怕冷，鼻塞涕多，身热无汗，唇燥口干，咽喉疼痛，舌白质红少津，治疗可用辛宣甘润法。

另有因血虚引起，络脉失于濡养，详见脏腑辨证中之肝阴不足条，在此从略。

6. 火

温甚则热，热极成火，全是形容火热程度的不同，火证的唯一特点是病情变化最快，大有在短时间内就可燎原之势，热盛阴分必伤，阴伤火热愈炽，治疗当急，不宜缓。

一般常见火的症状为高热、心烦、面红、目赤、口渴、咽痛、口疮、大便干燥、小便短少、脉象洪数、舌质绛红、苔黄燥、起芒刺等。气候过于暴热，防热措施不足；高温车间工作，预防条件差；表邪不解，郁久化热，如伤寒病的阳明腑证或温病邪化热等。至于阴虚血少，虚热化火的，属于阴虚不足的部分，可参考八纲辨证肝阳妄动条内。

（二）内伤病因

内伤病因包括七情、饮食、劳倦、房室所伤。

七情是喜、怒、忧、思、悲、恐、惊七种情志变化而致病。由于情感刺激直接影响人体精神上兴奋或抑制的失常，因而导致成病。如过于恼怒，肝气不能舒畅，郁久化热上冲，面色赤红，重时能成赭石色。也有因气分过于郁结，面色忽然青白，头目眩晕，烦急，呕吐白沫。若是由于热重灼心，也能出现神志狂妄，精神错乱等。其他的情感波动也能引起其他脏器功能上的异常现象，这样就成为情感所引起的疾病。常常由于脏腑生克关系的影响，虽是一种情感因素，往往几个脏腑受累。譬如暴怒之后肝气郁结不舒，脾胃受到克制，故不能食，所以说，通过临床实践看来，由于情志致病的道理比较复杂，应当详细审因才能有助于辨证。

饮食不当或过食、暴食等都能使肠胃受到一定的损伤。伤食之后，胃脘腹部必觉胀满，打呃、吐酸水、味恶臭，有时也能因滞热下迫成为泄泻等。

过度劳累，久则正气必伤，逐渐导致正气虚弱，正虚元气不足，必然产生气短、心慌、乏力、自汗等。

中医认为，贪色过度，肾气必亏，腰疼腿酸，精神不振，若日久不能恢复，能产生阳痿、早泄、梦遗、滑精一类的疾病，治疗时必须从虚损考虑。

四、辨　　证

（一）八纲辨证

八纲——阴、阳、表、里、寒、热、虚、实，是中医辨证中最主要部分，通过临床，为运用四诊，掌握病情，按照疾病发展规律进行分析归纳，把已发现的证候分为八类（八纲），各类全有它的代表证，用以确定疾病的属类，从而得出正确的诊断，再予处方、用药，才能取得满意的疗效。

在内伤杂病里以脏腑辨证属纲领；在外感病中，伤寒部分用六经辨证方法；温病部分就要用三焦辨证和卫气营血辨证方法了。疾病的发展一般直接影响机体的变化，所以症状、舌苔与脉象等都可以用八纲进行分析，从而得出病变的性质，病位的浅深，邪正的盛衰，以推断预后和转归。当然八纲的运用并不是孤立的，静止的，而是互为因果，互有联系，依据正邪交争的情况总结出来的。

1. 阴阳辨证

阴阳是一切事物本身存在的对立而统一的两个方面，在八纲中表、热、实为阳证；里、寒、虚是阴证。因此阴阳实际上就是八纲中的总纲领。凡阳证病人多热多实；阴证病人就多虚多寒了。

（1）阴证

从望诊可以看出，病人面色暗淡，精神萎靡不振，疲倦无力，举动迟钝，喜踡卧，愿意安静，很少讲话，声音低微，怕冷，喜暖，四肢清冷，口淡，不欲饮水，大便溏软或稀，小便清长，舌苔白腻质淡体胖且嫩，脉象沉迟无力等都属阴证。

（2）阳证

病人面色赤红，目光炯炯，高热口渴，举动轻捷，神烦着急，口唇焦干发裂，言语响亮有力，呼吸气粗，大便干燥味臭，小便赤热，舌质红绛，苔黄且厚，脉象浮洪滑数按之有力等，这都属于阳证。

2. 表里辨证

表里是病变的部位浅深的概念，凡是六淫外邪侵犯人体，发病初期，外邪还在皮毛的为表证；外邪内传入里及病邪自内产生都要算是里证。

（1）表证

六淫伤人皮表，患者头痛怕冷，鼻塞涕多，体痛无汗（或有汗）大便尚正常，舌苔薄白，脉象浮紧或浮数等皆属表证。

（2）里证

病变入里或病由内发的疾病全叫里证。外感内传入里，如伤寒阳明腑证，身热汗出，心烦，腹胀满拒按，大便干燥，谵语，脉实有力；或温病邪热内陷心包，神昏谵语，烦渴欲饮，脉洪大者；若由气血不足，五脏虚损及七情内伤的疾病全属里证。

3. 寒热辨证

寒热是突出表现在病情上两种截然不同的性质。寒证是机体受寒而致病的，多表现功能方面衰退；相反若是受了热邪的多表现功能方面亢盛。

（1）寒证

面色苍白，四肢冰冷；口不渴而饮热，疲倦无力，大便溏稀，小便清长，舌质淡苔滑润，脉象沉迟等。

（2）热证

发热不怕冷，怕热，心中烦，口干渴，欲喝冷水，小便赤热，大便干燥味臭，面红唇焦，舌红苔黄起刺，脉象洪数等。

4. 虚实辨证

虚指正气虚，实指病邪实，一般说来，凡体壮初病多为实证，体弱久病多属虚证。

（1）虚证

从形体上看来是虚弱的，面色㿠白，指爪不荣华，气短、行动作喘，说话声音低弱，嗜好卧睡，饮食量少，没有精神，胆怯健忘，泄泻带有不消化的食物，手足冰冷不温，头晕协心慌，失眠盗汗，舌胖嫩白润，边有齿痕，脉象微弱无力等。

（2）实证

一般常见的有表实证及里实证两种，表实证是由外邪闭遏表皮，肺气不能宣通，证见身热怕冷，体痛无汗，脉浮等；里实证属热的有面色红、出气粗、身热、烦躁、谵语口干、腹胀拒按，大便数日不通，出虚恭恶臭，小便赤热味臊，舌苔黄厚，脉多数实有力等。里实证属寒的可见腹胀拒按，四肢逆冷，脉象沉迟，舌苔白滑腻等，当用温下方法。

上面所讲的八纲为了清楚起见就按条区分，当然是不能独立地看待，必须互相结合起来，分清主次，仔细推敲，才能很好地运用于临床。

具体在病人身上，往往是表里俱虚、俱实，或俱寒与俱热，又有表寒里热，表热里寒，或表虚里实及表实里虚等。在热证里，又有真寒假热的现象，如口渴而不喜饮，身热反欲穿衣，面红足冷，狂躁无力，舌淡腻润，脉象沉弱无力；也有真热假寒的病人，症状自觉寒冷，可是不欲穿衣，四肢冷而身热齿燥，大便虽泄泻，可是色黑味腐臭，舌苔白干燥，脉象沉弦有力等。在虚实的辨证中要注意病人的新久，体质强弱，年岁老少等。有时虚实夹杂，有时是表面上看来是虚象，而实质是实证，也有表面上是实象，而内里确属虚证，古人说过这样的话："大实若羸状，至虚有盛候"。就是这个意思。

（二）脏腑辨证

脏腑辨证是通过临床上的不同证候，探求脏腑病理变化的方法。脏腑是体内的重要器官，五脏之间互相有生、克、乘、侮的关系，也有表里的联系，所以在疾病演变过程中反映出来的证候，医生进行分析、辨证与治疗，有时极为错综复杂，极为细致，这样看来脏腑辨证是内伤杂病诊治的关键，所以我们一定很好地掌握脏腑辨证方法。

1. 心

心的功能是主神明和血脉的，心阳是指心的功能，心阴是指心的实质，舌是心的外窍，汗是心的津液，心与小肠相为表里，凡是疼痛一类的疾病与皮肤刺痒的病证，一般认为与心是有关系的。

（1）心阳虚

劳心过度，日久多导致心阳必虚，心中空虚，跳动不安，活动后心跳更重，有时候因为气短不能行动，再重时就阵阵发作气喘。心主血脉，在心阳不足时，患者面色苍白，四肢清冷不温，常常自汗出。因为心阳虚，血液不能正常运行脉络，所以脉象虚弱无力，舌苔白润且滑。本病在严重时手足、舌、唇青紫晦暗，治疗当用温心阳、益心气为主。另有心阳不足，脾阳运化不灵，水饮不能正常化气，上泛胸中，能出现心悸怔忡的症状。四肢为诸阳之本，阳气虚所以手足能有颤动的现象，舌苔多为白滑润腻，当用温阳化饮方法。

（2）心阴虚

思虑劳心过度，血亏营分不足，虚热上扰，神情比较敏锐，多疑、烦心，心中灼热，似嘈似饥，夜间梦多，不能安眠，有时盗汗。血亏又热，故病人面色不润略暗，舌尖红苔白，脉象细数，治当滋阴养心安神方法。

（3）痰火内扰

心情郁闷，痰火蕴热上扰心包，神不守舍，故神志痴呆，语言无伦次，重时谵语胡说，状如狂病，面红、口渴，喜欢吃冰，心中烦热，夜不能眠，恶梦纷纭，常因恶梦惊醒，舌尖红，苔黄干，脉象滑数，重时可能吐血、衄血、小便尿血，或淋沥尿道痛，治疗当用清心豁痰导火法。

（4）心血瘀阻

过于劳倦伤心，心气不振，气滞血瘀痹阻络脉，自觉胸中刺痛，引及两胁肩背作疼，难以入睡，痛剧则汗出，舌质暗红，有时出现紫斑，苔少，脉象沉涩，病重时可能指甲青紫。治疗当活血行瘀通络法。

2．肝

肝性刚强，喜调达，在体主筋，开窍于目，其经络上交巅顶，一般精神情志性疾病多与肝有关系。

（1）肝气郁结

烦恼气怒以后，肝气不能条达，故气闷不舒，肋胁作痛，气逆吐酸水，有时呕吐苦水，肝胆不和，气机不能畅行，时觉腹胀，刺痛，甚则便泻。舌苔多白腻质红，脉象弦滑，当以疏肝理气法。

（2）肝胃不和

气分不调，肝失条达，胃受克制，心口闷满，嗳气不舒，有时吐酸苦水，自觉心中灼热，两胁串痛，饮食不香，舌苔薄白黄腻，脉象弦急，治当疏调肝胃法。

（3）肝胆郁热化火

火势上窜，扰于巅顶，故头晕头痛，胁痛，呕吐，两耳鸣响，重时可能暴聋，两眼红赤，衄血，小便赤热，大便不通，口苦干渴，舌绛无津液，脉象弦急而数，治疗当以泻肝降火法。

（4）肝阳妄动

肝火随气上窜，冲于巅顶，故突然晕仆，不省人事，肝风内动，四肢抽搐，或拘挛，不能屈伸，角弓反张，半身不遂，舌质红歪斜，脉象弦劲有力，急当平肝熄风法。

（5）肝阴不足

精液亏损，肾阴不足，肝失于养，肝阳上亢，头痛眩晕，不欲看人，经常两耳鸣响。阴液不足，络脉失于濡养，故四肢麻木拘挛，两手足动摇发抖。肝阴不足，两目干涩，视力减退，重时可能夜盲。治疗宜柔肝滋肾育阴潜阳法。

（6）肝脉受寒

外寒侵入厥阴主脉，络脉痹阻不通，肝气不能宣畅，少腹胀痛牵掣睾丸偏坠剧烈疼痛，热敷比较舒适，遇寒凉即觉病重，大便溏软，小便清长，舌苔白滑润，脉象沉弦，可用温经暖肝方法。

3. 脾

脾与胃以膜相连，是仓廪的器官，主身体肌肉，开窍于口，周身四肢全赖脾以营养，它具有益气统血等功能，所以一般称它是后天之本。

（1）脾阳虚衰

久病身体虚弱，或是因为吃冷食过多，另外一种情况由于错误的服用寒凉、攻泻等药物之后，脾阳受伤，运化食物的功能差；故面色萎黄不华，心口与腹部又冷又胀，喜欢喝热汤，四肢清冷不温，肚子隐隐作痛，大便溏软，小便清长，气短疲乏，不愿意说话，舌苔淡白滑润，脉弱无力，可用温运中阳方法。

（2）中气不足

素来体质阳虚，或因久病中阳不足，脾阳运化能力不够，气短没有力气，说话声音低微，周身疲倦，大便溏软，气坠腰痛，重时可能脱肛，小便清长，次数多，舌质淡白，舌体肥胖，边有齿痕，苔薄白，脉缓濡，这种病日久病人肌肉必消瘦，治疗当升阳补气法。

（3）寒湿困脾

经常蹚水或与水湿有关系的工作人员，长久淋雨及久睡于潮湿地方，脾脏阳气容易受困，影响脾的运化功能，故心口部堵闷不舒，口淡发黏，吃饭不香，头沉周身疲倦，大便软，小腹下坠，病重时即见腹疼泄泻，舌白苔腻脉象沉迟无力，治疗当以温阳化湿方法。

（4）湿热内蕴

素来嗜好吃美味饮食，脾胃消化不良，病人感觉胸脘部痞满作胀，不思饮食，身上沉重。湿邪蕴蓄日久，必渐化热，成为湿热，阻塞中焦，隧道不能通行，胆汁不能正常入于肠道，故面部周身发黄，皮肤发痒，小便赤少，脉象濡数，舌苔黄腻，治宜清热利湿方法。

4．肺

肺位胸中，开窍于鼻，上连气道，外合皮毛，管理呼吸，最怕过寒和过热，故称它为娇脏。

（1）风寒束肺

肺皮表受了风寒以后，肺气不能宣畅，发热、怕冷、头痛、周身疼痛，无汗，鼻塞，涕多，咳嗽吐痰较稀，脉象浮紧，舌苔薄白，可用温散风寒方法，假若由于内部水寒不化，引起了肺失肃降，咳嗽剧烈，夜间重，痰稀白，舌苔白滑且润，脉象沉紧，或沉迟，可以用温化寒饮方法。

（2）风热犯肺

上焦受了风热邪气以后，或是受风寒郁久也能化热，热邪蕴蓄在肺中，肺失肃降功能，咳嗽气粗作喘，痰稠色黄，胸中作痛，鼻衄或流稠涕，出气自觉灼热，心中烦急，思冷饮，咽喉肿痛，大便干燥，小便短黄，舌干质红，苔黄且燥，脉象滑数，治疗可用清肺泻热法。

（3）痰浊阻肺

素来嗜好美餐浓茶，消化不良，水湿互阻成痰，肺气不宣，咳嗽声重，痰黄稠黏，气促不得平卧，胸中闷满不舒，两胁胀满，疲乏力弱，大便不畅，味臭色深，小便黄少，舌苔黄厚且腻，脉象滑实有力可用泻肺化饮方法。

（4）阴虚肺燥

阴虚之人，久咳肺阴受伤，虚热化燥，失于润泽，故咳嗽气促痰少，咳吐不易，重时可能痰中带血，或见血丝血块。阴分不足，午后容易出现颧红。失眠，盗汗，口干、咽燥，咳嗽过重可能声音嘶哑，舌红且干，脉象弦细。若由外感燥气过重，脉象弦数，阴虚偏重者可用滋阴润肺法，燥热偏重者，当用清燥润肺法。

（5）肺气亏虚，劳伤过度

病后元气未能恢复，或因久咳不愈，肺气大伤，故咳嗽气短，周身无力，痰稀不多，行动后气短更甚，经常怕冷、自汗、无力，舌质淡，苔白滑，脉象虚弱无力，大便溏软，便后气短，当用补益肺气为主。

5. 肾

肾为水火之脏，主命门与肾，故称元阴与元阳，为藏精之脏器，在体主骨，开窍于耳，中医认为是先天之本。

（1）肾气不固

久病失养，或素来肾气虚亏，面色黄白，腰腿背脊酸软无力，两耳听力逐渐减退，尿后总有余尿未净、滑精、阳痿、早泄、四肢冰冷不温、舌淡苔薄白、脉象细弱、治疗用固摄肾气方法。

（2）肾不纳气

肾虚气不归元，肾失摄纳之权，短气喘逆，行动时更重，咳嗽出汗，面部浮肿色白，舌淡苔白滑润，脉象虚弱无力，当以纳肾气为主。

（3）肾阳不振

素来体质肾阳不足，或久病之后，下元亏损，命门火衰，面色淡白，腰际酸软无力，头晕，两耳鸣响，阳痿怕冷，大便稀，阴囊冷，手足凉，舌苔白腻，边有齿痕，脉象沉弱无力，两尺沉迟，治疗当以温补肾阳方法。

（4）肾虚水泛

久病失于调养，肾气亏耗，命火不足，水液不能温化，水邪泛滥，外溢于皮肤，周身水肿，两下肢肿势更重，气短无力，腹部胀满，气喘时或咳嗽，痰稀如沫，行动后喘息加重，舌淡苔白，脉沉滑，治疗当以温阳化水法。

（5）肾阴亏虚

久病之后，肾阴耗损，真阴不足，形体消瘦，头昏耳鸣，夜间梦多，时或遗精，手足心午后潮热，舌红少苔，脉象细数，当以滋养肾阴为主。

（6）阴虚火旺

肾阴损伤过重，阴虚内热生，水亏虚火必上浮，故见颧红唇赤、潮热盗汗、腰腿酸软亏力、手心灼热、虚烦不眠、梦多、遗精、口咽干痛、咳呛、小便黄、大便干燥、舌质红苔少、脉象细弦且数，当用滋阴降火法。

6．胆

胆腑，其性刚直，多表现为阳亢火旺的症状，故胆病多兼痰火。

（1）胆虚证

头晕、易惊、睡眠不实、胸中自觉烦闷、看东西不清楚、迎风流泪，脉象弦细，苔滑薄，治当养心神和肝胆法。

（2）胆实证

胸口自觉闷堵不舒，口苦，容易恼怒，呕吐苦水，冷一阵热一阵，睡觉少，梦多，舌质红，苔黄腻。脉象弦数，治疗当用泻胆清热方法。

7．胃

胃为水谷之海，一般属于饮食不调的病，如饥饱无常，冷热不均，全能影响胃的功能。

（1）胃寒证

胃脘疼痛，隐隐不停地发作，喜热、喜按、喜暖、口中漾吐清水，手足冰冷，舌苔白滑腻，脉象沉迟细弱，可用温胃散寒法。

（2）胃热证

口渴喜冷饮，心中嘈热，容易饥饿，口臭，牙龈肿痛，腐烂出血，舌绛少津，脉象滑数，治疗当以清胃泻火法。

（3）胃虚证

心口部经常不舒，隐隐微痛，遇饥饿胃疼增重，若进饮食后疼痛减轻，过食就觉胃脘发胀，食欲不振，大便溏软，脉象力弱，舌净无苔，治以益气建中方法。

（4）胃实证

过食停滞胃中，胀满不舒，嗳气味如败卵，大便味臭，虚恭过多，苔黄厚，脉滑数，治疗当用消导化滞方法。

8．大肠

大肠功能是以传送糟粕排出体外为主，若因大肠津液失调，或因热，因寒，因虚，因实等全能使大肠运化失灵，导致功能失常。

（1）大肠寒证

腹痛肠鸣，大便溏泻，小便清长，脉象濡软，舌苔白滑，当以散寒止泻法。

（2）大肠热证

大便燥结，味恶臭，唇热，口渴，肛门灼热肿痛，小便短少，脉数，苔黄燥，治以清热泻结方法。

（3）大肠虚证

泄泻痢疾日久不愈，下坠脱肛，四肢不温，面色淡白，脉象细弱，舌苔白，脉滑润，治当厚肠固摄法。

（4）大肠实证

大便干燥，数日不通，腹疼按之痛势加重，舌苔黄腻垢厚，治宜清热导滞法。

9. 小肠

小肠功能专以盛受胃中的水谷，清的输送体内各部，浊的渗入膀胱或下通大肠。小肠病理变化是清浊不分，证见小便不利，大便泄泻等。

（1）小肠虚寒

小腹部隐隐作痛，喜用手按，喜温暖，肠间鸣响，大便溏泻，小便次数多，并且不爽快，舌质淡，苔薄白，脉象沉细而缓，当用温通小肠方法。

（2）小肠实热

小肠与心互为表里，故见心烦、口舌生疮、咽红痛、两耳鸣响作痒、重时可聋，小便赤少，尿道作痛，小腹脐周作胀，脉象滑数，舌质红苔黄，治疗当以清利实热方法。

（3）小肠气痛证

小腹急痛，疼痛连及腰及后背，下引睾丸，舌苔白，脉沉弦，或弦滑，治疗宜行气散法。

10. 膀胱

膀胱的功能：主要以化气行水为主，它的病理变化为小便不利、癃闭不通，小便短少，次数多或小便自己不能控制等。

（1）膀胱虚寒

小便短少，次数过多或尿淋漓，小便自己不能控制，睡觉后有时遗尿，舌淡苔润，脉象沉细，治疗当以固摄肾气为主。

（2）膀胱实热

小便短少色红，通利不畅，或尿液混浊不清，小便时自觉尿道热痛，重时淋沥不能通畅，有时因为湿热过重，尿中有脓血，或沙石，舌红苔黄，脉象滑散，治当清利湿热为主。

（三）六经辨证

六经辨证是用来治疗外感病的一种辨证方法，从病人具体的脉象、症状为主体，通过四诊八纲以分析疾病的不同性质，发展的不同阶段，六经就是太阳、阳明、少阳、太阴、少阴、厥阴，其中有三个为阴经，三个为阳经，所以又叫三阴三阳。从疾病的过程中看来，三阳经属于热证，实证，三阴经属于寒证、虚证。运用六经辨证方法，不仅使我们在伤寒病辨证时有所依据，并且还能使我们正确地掌握外感病的发病规律，在临床治疗上也起着指导性的作用。

1. 太阳病证

太阳病是外感病的初期，病邪在表，先由经而入里入腑，所以说太阳病有经证和腑证的区别。

（1）经证

① 太阳病主证：发烧，怕冷，头痛，项背强直，板滞不舒，脉象浮。

② 太阳病表虚证：发烧，恶风，自汗出，头项强直疼痛，鼻子鸣响，干呕，脉象浮缓。

③ 太阳病表实证：发烧，怕冷，没有汗，发喘，恶心气逆不顺，身体肌肉、骨节疼痛，脉象浮数。

（2）腑证

① 蓄水（邪在气分）主要脉证：发热，出汗，烦躁，口渴，欲饮水，水入即吐，小便不利，少腹满，脉象浮数。

（4）少阳兼太阳、阳明病

发热怕风，颈项部强直不舒，胁下满闷，手足温而口渴。

4. 太阴病证

太阴病突出表现脾虚湿盛的证候，表邪经过三阳治疗失当，损及脾阳成为本证；或因脾胃素虚，寒湿之邪直中太阴而成。

太阴病主证：腹部满闷，呕吐，吃不下东西，下利清谷，时常腹部自觉疼痛，舌苔白滑腻润，脉象迟缓濡弱等；如果误用了泻下的药物，脾胃阳气更是受伤，必然出现胃部膨满结硬虚胀的症状。

这里要说明本病的腹满而痛，与阳明腑证的腹满痛是大有区别的，阳明腑证为燥屎内结，腹满拒按，疼痛较重；本病的腹满痛为虚寒现象，所以腹满时常减轻，喜按喜暖。本病的自利，一定口不渴，如若见渴，必喜饮热汤，也必然饮之不多，与阳明证之大渴引饮，意欲吃冰等不同。

5. 少阴病证

少阴病是伤寒六经病变发展过程中最危重的时期。本病的由来，一方面是从传变过程而来；另外一方面是因为素来体质虚弱，外感风寒邪直中所致，所以它一味地表现全身虚寒现象，突出以脉微细，总想睡眠为特征，这是说明气血大亏，正气无力抵御外邪，所以有似睡非睡，昏沉迷糊的状态。此病主要是心肾两脏功能衰减为主，从病的性质上来看，又分为寒化与热化两种类型。

（1）寒化

是少阴病虚寒本证，不发热，怕冷，心烦上吐下泻，口渴喜热饮，饮而不多，小便清长，四肢厥冷，蜷卧等，但也可能出现阴极似阳的假热证。

（2）热化

这是少阴病的变证，下利口渴，心烦不得卧，咽痛，口中生疮等。假若阳气渐渐恢复，邪归入胃腑。也可能出现口燥咽干，腹胀不大便或泻利清水，心下疼痛等阳明里实证。

6. 厥阴病证

厥阴病是伤寒后期过程中最后阶段，也是最严重阶段。是正气和邪气在作最后斗争，主要关键是正邪进退的表现程度如何而决定。它主要可分寒热交错，厥热胜负两种类型。

（1）厥阴病主证

病到这个阶段，口渴较重，渴仍欲饮，自觉有气从少腹上冲胸中，心中发热作痛，虽然有饥饿的感觉，却不想吃东西，偶尔还吐出蛔虫，若是因热而用泻下剂，必然会引起腹泻的结果。

（2）寒热交错

这种阶段多是伤寒误治之后转变而成本证的。上热现象明显，为口渴不止，气上冲胸中，心中疼热等。同时又有下寒的现象交错而出；饥而不欲吃，吃必吐蛔虫。

（3）厥热胜负

这是指从四肢厥冷与周身发热来分辨阳明胜负的。假若四肢厥冷时间少，发热时间多，是阴少阳多，所以容易痊愈。反之，若是四肢厥冷时间多，发热时间少，那是阳少阴多，病必不容易痊愈。凡是先发冷后发热的为轻证；先发热后发冷的为重证。

附：六经的传变

伤寒从外逐渐向里传，由一经传到另外一经称为传经。

① 什么是循经传：就是按照六经的次序相传，如太阳，阳明，少阳，太阴，少阴，厥阴。

② 什么是越经传：由于病邪旺盛，正气不足，难以支持，所以不能按正常传经次序，每隔一经或隔两经

相传，如太阳病不传少阳而传阳明等。

另有因为病人体质虚弱，正气不足，一遇外邪，即直中少阴经。在伤寒中属于由外传内的为由阳传阴；也有由里出表的为由阴传阳。

(四) 三焦辨证

三焦辨证是用治疗温病的一种辨证方法，它是从人体的上焦心肺，中焦脾胃和下焦肝肾三个部位辨证的，一般的规律是自上而下，由上焦手太阴开始，传入中焦阳明，再传下焦少阴，这样就是顺传。也有从上焦不传阳明而传手厥阴心包，这种传法就算是逆传了。另外如湿温病开始即见是太阴症状；暑厥一发病即见下焦足厥阴症状。也有两焦的症状同时出现的，是根据当时病邪与体质的具体情况而产生，不可拘泥不变，也是三焦辨证应当注意的。

1. 上焦

指上焦手太阴肺经与手厥阴心包经的病证。

(1) 手太阴肺经的脉证

外感温邪之后，卫分与气分全都受病，脉象是不缓不紧而比较数的，两手脉寸口部独大，在尺部肌肤感觉灼热，头疼，微觉怕风寒，发热，自汗，口渴，或不太渴，并且有点咳嗽，午后四至八点热势较重。

(2) 手厥阴心包络经的脉证

温病营分受热以后，血液劫伤甚多，心神不得安宁，舌绛红，发热，夜间重，烦躁不得睡眠，神志昏沉，有时说胡话。

2. 中焦

指足阳明胃经及足太阴脾经的脉证。

大医精诚万世师表

（1）足阳明胃经的脉证

温病入于阳明，发热，怕热，不怕冷，面目赤红，呼吸气粗，说话声重，大便干结，小便赤少，舌苔干黄老黑，且起芒刺，下午五至八点发热更重，脉象数实有力。这全是邪热传至阳明所发生的。

（2）足太阴脾经脉证

这是温病表现在中焦，以湿邪化热为主的病证。故病人面色淡黄，头胀身感沉重，胸闷，不知饥饿，下午四至八点身热，小便不通畅，大便不爽快或溏薄略稀，舌苔黄腻，脉象弦细，或为软濡。

3. 下焦

指足少阴肾经和足厥阴肝经的病证。

（1）足少阴经的脉证

温邪入于少阴，热盛阴亏的证候，故发热面赤红，口干舌燥，重时齿黑唇裂，或心烦不得眠，脉象燥盛。若少阴精液亏损过重，邪热少，可见虚热多，故手足心热重于手足背，神志倦怠，两耳发聋；下利，咽喉痛，腰腿酸痛。

（2）足厥阴肝经脉证

温邪入于厥阴，邪热灼津，内风扰动，热重时，四肢冷热也重，可是舌绛红，苔少且干，口渴颇重，时发惊狂，小便黄，干呕恶心，重时吐蛔虫，脉象细数，手足蠕动，再重时必痉厥，阴囊抽缩。

（五）卫气营血辨证

卫气营血的辨证方法是温病发展过程中的四个阶段，温病初期病在浅表，发生卫分证候，进一步就成气分证候，再进一步就入营分，最后阶段即为血分证候。

1.卫气的主要脉证

外感温邪之后，初期侵入卫分，卫气受迫，故发生发热，微怕风寒，头痛，倦怠无力咳嗽，微有口渴，脉浮数，苔薄白。

2.气分的主要脉证

病邪先从卫分病起，如果不愈，即入气分，里热渐盛故有发热较重，不怕冷，反怕热，出汗，口渴，脉象数，舌苔由白转黄而渐厚；如热邪传入胸膈即见胸中烦闷，懊㑶，呕吐；若传入肠胃可见腹胀满而疼痛，大便干燥，或泄泻，肛门灼热，说胡话，下午热重，小便赤少，脉数且实等。

3.营分的主要脉证

温病化热，从气分未能治愈，深入营分，血液必然受劫，心神不安，发热夜间重，烦躁不得睡眠，舌质绛红，口干反不甚渴，脉象细数，重时神志昏迷，说胡话，舌根硬，说话不灵利，四肢厥冷，斑疹隐隐等。

4.血分的主要脉证

温病从营分深入血分，舌色必深绛，重时紫而干晦。温病至此阶段病势危重，假若温毒热入于血分，迫血妄行，皮肤多发斑疹；热迫于肺多吐血衄血，热邪下迫大肠可便血或大便色黑。

五、五脏的辨证在临床上的应用

（一）肝

肝主藏血，性喜条达，而恶抑郁，但不宜过亢。《素问》说"肝为将军之官，谋虑出焉"，若肝阳过亢，使人性情急躁善怒。若肝阳不足，失其刚强之性，就能发生恐惧胆怯的症状。所以古

大医精诚万世师表

人称它为将军之官。肝阳不足又能影响正常的精神情志活动，遇事不能深谋熟虑，所以称它为谋虑出焉。肝开窍于目，肝阳虚则视物不精，迎风流泪，所以称之为目䀮䀮无所见。

肝是藏血的脏器，血液充足，肝得到涵养，肝阴足，肝阳潜之于内，成为正常肝脏的功能，肝不致生病。肝主筋，在肝的功能正常时，筋受到血液的荣养，所以运动自如，中医认为爪为筋之余，筋得养则爪甲荣，筋失养则爪甲薄而软，或脆裂、枯槁、不光滑，变形，甚则指甲翻翘，这全与肝有一定的联系。所以《素问·五脏生成篇》说："肝之合筋也，其荣爪也。"肝阴不足，则目干涩而不能久视。《素问·五脏生成篇》又说："人卧血归于肝。"肝血少，就会出现多梦易惊，卧则不宁，就是神不守舍，肝不藏魂的意思。

自己的认识：治疗肝病必须从肝体与肝用两个方面进行讨论，不能广泛地不分阴、阳体用，一味地用"舒气"方法进行治疗。不知舒气则耗阴，风燥则散阳，阴伤则热必生，阳散则正气衰。

从脏腑论治，首先必须了解脏腑的性能，脏腑的体用，也就是它的阳的方面与阴的方面。阴就是体，阳就是用，阴阳互为其根，体用关系密切。"阴在内，阳之守也，阳在外，阴之使也"。"阴胜则阳病，阳胜则阴病，阳盛则热，阴胜则寒"。这全说明阴阳两个方面必须平衡的道理，在治疗上也必须根据阴阳的不平来进行调整，才能使疾病从病理走向生理。

1. 病从阳化

这是表现在肝用的方面，因为肝在志为怒，怒易伤肝，在一般情感不遂时多能导致发怒，或急躁，全是肝郁的表现。根据当时的具体情况，或阴虚血少，或阳亢有热，皆能导致病从阳化。在临床上分成肝气，肝火，肝阳几个方面：

（1）肝气

由于情感不遂，气分郁结，气血不畅，在这个阶段称它为肝气或肝郁。肝本身喜条达，其脉行于胁肋，郁则气机不畅，其气易于犯胃克脾。常见的症状：胸胁刺痛，嗳噫不舒，不欲饮食，恶心呕吐，脉象弦急，自觉急躁不安，治疗可用疏肝理气方法。药如柴胡，香附，苏梗，青陈皮，郁金，橘络、橘叶等。

病案举例：

赵某，37岁。素体阴虚血少，郁怒烦躁且急，胸胁串痛，嗳气不舒，癸事当调，脉象弦急。血虚肝失涵养，木郁不得条达，疏肝理气，以缓胁痛。

柴胡2钱，郁金3钱，半夏曲3钱，杭芍4钱，橘子叶2钱，老苏梗3钱，旋覆花3钱，黄芩3钱，砂仁7分。

① 肝郁夹湿

肝郁不调之后，木土必然不和，脾胃受克，水湿运化欠佳。证见：胸中满闷，胃纳不馨，大便不畅，舌白滑腻，脉象濡滑带弦，身酸楚乏力。用宣郁化湿方法，药如香附，苍术，川朴，陈皮，神曲，川芎，砂仁之类。

病案举例：

丁某，胸中有湿，肝木逆郁，饮食不甘，周身乏力。宣郁化湿，调肝和胃。

苏叶、苏梗各2钱，法半夏3钱，厚朴2钱，茯苓4钱，木香2钱，砂仁1钱，神曲3钱。

② 肝郁夹痰

湿阻气机，郁久化热，煎炼成痰。症见：胸中痞满，呕吐痰

赵绍琴内科精要

涩，舌苔白滑润，脉来弦滑。拟用行气化痰方法。药如法半夏，化橘红，茯苓，苏梗，贝母，瓜蒌霜，苏子霜之类。若素体阳虚，气分不足，由于气不化津，亦能聚而成痰，可用益气温阳，以化痰湿。

病案举例：

> 陆某，恼怒之后，胸中痞满，饮邪不化，肝逆犯胃，咳嗽痰涎，呕吐泛酸，脉象沉弦小滑，大便通而不爽。降胃和肝，行气祛痰。
>
> 清半夏3钱，吴茱萸1钱半，黄芩3钱，杏仁3钱，陈皮2钱，白芍3钱，淡干姜1钱，炙甘草1钱，砂仁1钱，茯苓5钱。
>
> 孙某，79岁。脾胃脉弱，饮食少进，朝暮饮频痰多，自觉气分短促，建中温阳一法。
>
> 党参3钱，白术3钱，茯苓3钱，炙甘草2钱，干姜1钱，陈皮2钱，白芍3钱。

③ 肝郁夹食

肝郁气滞之后，复又伤食，脘腹胀满，痞闷不舒，嗳噫味恶，舌苔垢腻浮黄，两关脉见弦滑，治以开郁消食。药如半夏曲，焦麦芽，焦山楂，陈皮，鸡内金，莱菔子，炒香稻芽等。

病案举例：

> 孙某，57岁。神志不遂，饮食失慎，嗳腐吞酸，胸腹胀闷，两脉弦滑，右关独盛，舌苔根黄且厚，木郁夹食之症。拟以疏调气机兼以化滞。
>
> 旋覆花2钱，陈皮2钱，焦三仙各3钱，香稻芽3钱，枳壳3钱，鸡内金3钱，瓜蒌皮4钱。

（2）肝火

肝气郁久，必然化热，火性上炎，故面红且热，头晕耳鸣，口苦且干，恶心泛恶，脉弦实有力，甚则舌绛，便结溲黄。用泻肝折热方法。药如：龙胆草，黄芩，夏枯草，芦荟，青黛，知母，山栀，连翘等。

病案举例：

　　高某，61，阴之不足，阳之有余，有余者邪气之热，不足者真阴之虚，脉见细数小弦，心烦失眠，养血育阴，清泻肝火。

　　细生地3钱，何首乌4钱，丹皮3钱，杭白芍4钱，阿胶珠3钱，川石斛4钱，栀子2钱，茯苓4钱，钩藤4钱，莲花头3枚。

（3）肝阳

肝气上逆，冲犯清窍，上实下虚，头晕耳鸣，甚则络脉失和，四肢麻木，胸腹满胀而呕逆，心跳烦急，渴思冷饮，夜寐不安，脉象多为弦劲有力，甚则上窜鱼际。若遇抑郁暴怒，则能形成惊厥。治以平肝镇逆方法。药如紫贝齿，瓦楞子，代赭石，生牡蛎，旋覆花，白蒺藜，羚羊角，钩藤，炒蚕砂，灵磁石，茯神等。

病案举例：

　　胡某，55，头晕耳鸣，心悸不安，甚则呕逆。血虚之体，停经两年，肝气上逆，冲犯清明，故厥逆时发，脉象细弦有力，平肝降逆，摄纳心神。

　　旋覆花2钱，白蒺藜3钱，法半夏3钱，石决明1两，炙甘草2钱，代赭石4钱，朱茯神4钱，杭白菊3钱，生白芍4钱，牡蛎5钱。

2. 病从阴化

这是表现在肝体方面，体是实质，肝得血而能养，血虚肝体失于涵养，故目不明，心烦，夜寐不安。肝主筋，故筋络失养，手足搐抽，且四肢麻木。肝阴不足，其阳必亢。故火热之象出矣。

(1) 血虚肝失涵养

素体血虚体弱，或久病之后，血虚荣分不足，肝木失其濡养，络脏失和，胸胁胀痛，按之则舒，自觉气短乏力，面色萎黄无华，形体消瘦，两脉细小略弦。用养血柔肝方法：药如生地黄，白芍，山药，柴胡，山栀，丹皮，阿胶，枸杞子，茯苓，当归，沙苑子，炙女贞子，旱莲草等。

病案举例：

郝左，久病之后，形气皆亏，血虚络脉失其濡养，四肢麻木时作，胁痛隐约不休，按之则舒，过劳为甚，心悸怔忡，夜寐不安。养血柔肝，和络安神。

熟地黄（砂仁五分拌）4钱，全当归3钱，首乌藤4钱，炙鳖甲5钱，法半夏3钱，旋覆花2钱，杭白芍3钱，朱茯神4钱，木瓜3钱，清阿胶3钱。

(2) 阴虚肝热

阴虚阳旺，虚热化火，心烦失眠，阵阵急躁，口渴思凉，舌红且干，脉象弦急细数。治疗必须用清肝热，育阴分，泻火安神方法。药如生地，杭白芍，女贞子，旱莲草，沙蒺藜，丹皮，阿胶珠等。

病案举例：

徐某，诊脉细数，细为血少，数主阴伤。头晕目花，舌红光绛，病由忧思抑郁，肝脾两伤而起，木善调达，土喜疏泄，肝得血而能养，脾宜运而能化，水不上济，阴虚火灼，久则液耗津损，筋失荣养，可发瘈疭。清肝育阴，养血和络为治。

　　细生地4钱，生白芍4钱，清阿胶4钱，炙鳖甲3钱，钩藤4钱，当归身3钱，炙甘草2钱，木瓜3钱，生牡蛎5钱，沙苑子5钱。

（3）血虚风动

　　血虚之体，郁热化火，复伤其阴，络脉失其濡养，四肢因而瘈疭，脉多细小弦数，给予养血柔肝，熄风宁络。药如阿胶，沙苑子，钩藤，木瓜，白木耳，枸杞子，生牡蛎，炙鳖甲等。若遇恼怒过度，每由抽搐而致肝厥。

病案举例：

　　齐某，60，风木司天，春夏阳升之际，操持过劳，五志气火交并于上，头晕目眩，下肢无力，每因恼怒之后，四肢抽搐必作。此血虚风动，络脉失于荣养故耳，柔肝熄风少佐潜阳，静摄休养，防其厥变。

　　熟地黄4钱，杭白芍4钱，钩藤3钱，沙苑子六钱，丹皮3钱，木瓜4钱，枸杞子3钱，菊花3钱，生牡蛎5钱。

3. 肝厥

　　肝厥的症状，是从肝病开始，最后形成厥逆，变生危象就是肝厥。肝病无论从阳化或从阴化，通过发展过程，最终能成为肝厥，根据当时具体情况，讨论于后。

（1）病从阳化

　　素体肝阳过亢，恼怒之后，气火上逆，突然晕倒，不省人事，牙关紧闭，面赤气粗，痰声如锯，脉弦滑而数，舌苔黄腻，急先开窍，可先用通关散取嚏，再用平肝潜阳或熄风豁痰。

先用通关散吹鼻取嚏，或刺水沟，人中，十宣等穴，侯其闭解神清，再服汤剂。

阳闭时，用至宝丹 1 粒。或安宫牛黄丸或神犀丹 1 粒，加竹沥汁 1～2 两，生姜 2～3 滴，频频灌服，（如不能灌入，可用鼻饲）。

药方：羚羊钩藤汤加减。

羚羊角粉 1 分（冲服），钩藤五钱，生地 1 两，白芍 4 钱，菊花 3 钱，桑叶 4 钱，丹皮 3 钱，川贝 2 钱。

若头痛剧烈时，加夏枯草五钱，生石决明 2 两。热重者加龙胆草 3 钱，黄芩 3 钱，知母 3 钱，生石膏 1 两。呕吐者胃热上逆，加竹茹 4 钱，灶心土 1 两，凉服。

若痰热上壅，神志昏迷，颈项强直者，用至宝丹 1 丸。或紫雪丹 5 分冲，当参考脑血管意外，脑出血，脑血栓等病的处理。

（2）病从阴化

素体血虚阴伤，恼怒之后，阳亢上逆，也能形成厥逆现象，脉象沉涩，面色青暗，心中烦乱不安，可先用按摩方法，指压合谷，人中，十宣等穴，侯其神志恢复，再予汤药缓服。

治疗：用益气养血、润燥缓急。

药如甘麦大枣汤。以小麦，甘草养心益脾，补气养血；大枣润燥缓急，健脾和营。

4. 其他

（1）寒湿阻络

外感寒凉入侵厥阴之络，络脉闭阻，少腹胀痛，甚则睾丸肿胀坠痛，阴囊收缩，舌滑润、苔薄白，脉象沉弦带迟，寒甚则痛重，热盛则抽胀，湿重必肿甚，治疗时当以温寒拈痛，活络化湿。方如暖肝煎、天台乌药散、橘核丸之类。

天台乌药散：乌药，木香，炒小茴香，良姜，槟榔，青皮，川楝子（巴豆同炒去巴豆）。

橘核丸：橘核，海藻，昆布，海带，桃仁，川楝子，厚朴，木通，枳实，元胡，桂心，木香。

暖肝煎：肉桂，小茴香，茯苓，乌药，枸杞子，当归，沉香，生姜。

病案举例：

孙左，59岁。寒湿阻于下焦络分，睾丸肿痛，掣及少腹，两脉沉弦略缓，二便如常，温寒拈痛兼以化湿。

炒川楝子4钱，乌药2钱，木香2钱，炒小茴香2钱，橘核1钱半，荔枝核3钱，元胡末5分（冲），肉桂末5分冲。

(2) 肝火犯肺

由于木火久郁，火热上炎，肺失肃降，咳嗽气呛，咽干且燥，痰不易咳，面赤火升，两胁疼痛，舌红苔薄少津甚则舌尖起红刺，左脉多见细弦滑数，右脉滑数，治疗当以平肝降火兼以止咳。药如泻白散，清金化痰汤之类。

泻白散：桑白皮，地骨皮，甘草，粳米。

清金化痰汤：黄芩，山栀，桔梗，麦冬，桑皮，贝母，知母，瓜蒌仁，橘红，茯苓，甘草。

病案举例：

吴右，42岁。肝火上升，肺失清肃，气逆作咳，面红咽干，咳时引胁作痛，舌绛口干，脉象弦滑且数，便结溲赤。清肺降火，平肝泻热。

前胡2钱，黄芩3钱，麦冬3钱，生桑皮3钱，地骨皮3钱，沙参3钱，川贝3钱，生海石4钱，黛蛤散4钱（布包），生石膏4钱。

(3) 肝气横逆，侮脾犯胃

肝气横逆，脾胃不和，中脘堵满，嗳噫时作，胃纳不甘，甚则胁肋支胀，舌白苔腻，脉象弦而略滑，疏调气机，则脾胃自和矣。宗逍遥散方法。

病案举例：

赵某，53岁。心情抑郁不舒，两天来中脘闷满不适，胃不思纳，两胁支胀，时有嗳噫，二便当可，病3～4日，疏调木土，治在肝胃。

南柴胡2钱，苏梗2钱，半夏曲3钱，厚朴1钱半，茯苓3钱，陈皮2钱，青皮1钱，砂仁壳1钱，共研细末，分10包，每日早晚各服1包。

(4) 肝热乘脾

素体肝阴不足，肝阳易动，每遇情感抑郁，自觉腹中不舒，转则阵阵绞痛，甚则腹鸣欲泻，胸胁痞满，噫气食少，脉象弦急，舌红口干，病属肝热乘脾，疏土过甚，当以调和肝脾，其泻自减。每用痛泻药方加减方法。

痛泄药方：陈皮，白芍，防风，白术。

病案举例：

邹左，53岁。形体消瘦，面色黑浊，经常易怒心烦，夜寐梦多急躁，黎明腹泻必作，其势甚急，小溲色

黄，脉象弦细急数。病已8~9年余，曾服金匮肾气、
参苓白术等温补脾肾之药，未见明显变化。半年来病势
较重，每晨鸡鸣时泄泻发作，其量不多，腹痛加剧，痛
苦难言，又服四神丸1~2月，也未见好转。此肝郁日
久，疏土过甚，阴分早伤，木土不和之象。可用苦以泻
其肝热，甘以缓其里急，酸以和其阴分。辛辣、油腻、
糖滑之品皆忌。

荆穗炭3钱，防风2钱，马尾连3钱，黄芩3钱，
陈皮4钱，炒白芍4钱，木瓜3钱，灶心土1两，生白
术2钱。

（二）心

心与小肠互为表里之脏，在体为脉，舌为心之外窍。心主言
语与神明。为情感思维活动之中枢，凡是禀赋不充，病后失调，
思虑过度及一切失血过多之时，全能导致心阴不足或心阳虚损。

心包为心之外围，凡是温病化热，或是热性病深入血分时，
多导致热入心包，用清营和阴通神明的药物来进行治疗，详在温
病学中。从中国医学的认识，心脏疾病主要的外证为心悸，心
痛，健忘，失眠，癫狂，昏迷，舌疮及言语不利等。今将心脏的
辨证分为：①内因引起的，心阴虚与心阳虚，②外因引起的，气
分郁结，痰火内扰，痰湿遏郁，血瘀阴络等。

1. 内因引起（本病）

（1）心阳虚

素体薄弱，思虑过度，病后失调或失血过多等，全能导致心
气不足，面色虚肿㿠白，四肢不温，气短乏力，心悸慌乱，有时
心痛，得暖得按则舒，过劳即重，病发手足逆冷，汗出形寒，欲

寐神疲，手足唇鼻青紫晦暗，脉象虚弱大而无力，甚则微弱，舌白淡润，重时淡白胖嫩。一般用温养心阳方法，俟其气足阳通，痛自减矣。可用养心汤加减（炙甘草，黄芪，党参，茯苓，当归，制半夏，桂枝，五味子，干姜，附子）。

病案举例：

郑某，45岁。心慌气短，劳累则二联律必发，病已7～8年于兹矣。面色㿠白，四肢不温，有时心前区闷堵作痛，下肢水肿，舌胖苔白滑润液多。素体薄弱，心阳不足，用温养益气方法。炙甘草汤加味。

炙甘草3钱，党参3钱，黄芪5钱，桂枝3钱，麦门冬3钱，熟地4钱，当归身3钱，五味子3钱，茯苓3钱，附子2钱。

（2）心阴虚

本证为肝肾阴虚，再加思虑劳心过度，以致营血亏虚，阴精暗耗，阴不敛阳，故胸闷气憋，心悸不寐，头昏耳鸣，口干且眩，夜寐不宁，盗汗健忘，腰酸腿软，舌红苔少，脉象细数，用滋心阴以安神，填下元折虚热。宜天王补心之类。

生熟地各3钱，天麦冬各3钱，炒枣仁3钱，柏子仁4钱，当归3钱，紫丹参3钱，远志肉3钱，女贞子3钱，五味子2钱。

病案举例：

彭某，男，63岁。下元不足已久，思虑劳心过度，营血亏虚，阴精暗耗，心悸头昏，夜寐不宁，故腰酸腿软，心前区时觉闷痛，舌红少苔，脉象细数，养心安神，滋补下元。

熟地黄 4 钱，北沙参 4 钱，麦门冬 3 钱，五味子 2 钱，山萸肉 2 钱，补骨脂 3 钱，芡实米 4 钱，胡桃肉 5 钱，首乌藤 1 两，茯苓皮 4 钱。

（3）阴阳两虚

由于气血两亏，血行不畅，心气不继，胸闷心痛，有时夜间憋醒，心悸气短，舌质紫暗，脉象细弱有歇止。阴不足故头晕耳鸣，手心发热；阳气虚故食少倦怠，恶风肢冷，夜尿频数。用益气补虚方法以调补阴阳，如炙甘草汤。

炙甘草，党参，干姜，桂枝，麦门冬，生地，火麻仁，阿胶，大枣。

病案举例：

陈某，女，60 岁。心慌气短已久，下肢经常水肿，按之凹陷不起，过劳则胸闷心前区作痛，有时夜间憋醒，舌质紫，苔滑润，体胖有齿痕，两脉沉细，按之虚弱若无，时有歇止之象。心烦夜寐不安，四肢乏力不温，素体阳虚气弱，心阴不足。用益气补虚，两调阴阳。

生黄芪 5 钱，党参 4 钱，炙甘草 3 钱，苍白术各 3 钱，当归 3 钱，粗桂枝 3 钱，生地 4 钱，阿胶珠 3 钱，茯苓 4 钱，生牡蛎 5 钱。

2. 外因引起（标病）

（1）气分郁结

由于气分郁结，胸阳不振，心脉闭阻不畅，阵发性心前区作痛，心情愉快则病势即减，发则胸闷气短，面色不华，食欲不振，夜寐不宁，舌白苔腻，脉象沉涩或有歇止，用宣痹通络方法。如瓜蒌薤白半夏汤（瓜蒌，薤白，半夏）。

病案举例：

耿左，67岁。伤明之后，悲痛过甚，胸脘闷满，阵发性心前区作痛，食不甘味，夜寐不安，舌白苔腻，两脉沉涩不畅，病由气郁而起，络脉闭阻不通，用宣痹通络方法，宜当宽怀自解。

瓜蒌8钱，薤白4钱，制半夏4钱，炒枳实2钱，郁金2钱，陈皮2钱，生香附2钱，加白酒2～3滴，滴冲入药内。

(2) 痰火内扰

抑郁不遂，五志化火，痰热内扰，神不守舍，心烦不寐，急躁不安，大便干结，小溲赤热，咳痰成块，甚则带有血丝，舌红且干，苔黄垢厚，每遇急躁过甚，则心前区疼痛异常，脉象弦滑数而有力。病重时神志痴呆，言语无伦，甚则哭笑无常。可用顺气导痰方法（半夏，陈皮，茯苓，甘草，南星，枳实）。

痰火热重时，可加礞石滚痰丸之类。为以痫证为主时，可按痫证处理。

病案举例：

孔左，34岁。痰火蕴郁已久，又加情感不遂，五志化火，烦急不得入寐，头晕心烦，甚则心前区疼痛异常，口干思冷饮，大便干结如羊屎，舌绛芒刺满布，苔腻垢厚，口味甚臭，有时哭笑无常，一派痰火郁结之象。用导痰清热方法。

青礞石5钱，枳实2钱，龙胆草3钱，胆南星3钱，郁金2钱，川贝母2钱，远志3钱，瓜蒌仁1两，黄芩4钱，钩藤4钱，菖蒲2钱。紫雪丹2分冲。

（3）痰湿蕴热

素嗜美味甘肥，不喜锻炼身体，身形日渐肥胖，肥人多湿，胖人痰盛，故嗜睡而身倦无力，痰湿阻于胸阳，肺气失宣，胸中满堵发憋，甚则心前区闷痛不适，头蒙如裹，咳嗽痰多，脉象濡滑沉取弦滑，按之有力，舌白苔腻根垢且厚质红（热盛则舌瘦且干；湿盛必舌胖苔腻滑润液多）。一般以导痰汤或三子养亲汤加减。

导痰汤：半夏，陈皮，茯苓，甘草，南星，枳实。

三子养亲汤：苏子，莱菔子，白芥子。

病案举例：

赵左，60岁。形体肥胖，素嗜烟酒，7～8年来经常头晕心慌气短乏力，血压偏高，BP 200/120mmHg 左右，经常服降压镇静等药物，4～5年来心绞痛时常发作，心电图S－T段明显下降，透视：主动脉弓增宽，心脏肥大横位，小便镜检：蛋白微量红细胞3～5个，白细胞1～2个。自觉心烦急躁，胸闷气痞，每遇心情不愉快心前区痛势即重，经服硝酸甘油后少缓，大便不畅，胃纳不佳，口淡且苦，脘腹胀满。一派痰湿蕴热，互阻膈上，气机不调，痰火内扰，泻其痰湿，化其积滞，通其腑气，以求痛缓。油、重、荤、腥、甜、黏皆忌。必须控制饮食，增加体力锻炼为要。

苏子4钱，莱菔子4钱，白芥子2钱，焦四仙各3钱，黄芩4钱，川楝子3钱，枳实2钱，半夏曲4钱，川贝母3钱，南星3钱，黛蛤散4钱（布包）。

（4）血瘀阻络

① 气滞血瘀

气帅血行，血随气运，气主煦之，血主濡之。今因气分郁结,血液因之循行不畅,心脉阻塞,气机不调,故阵发性胸中刺痛,疼引肩背,势如针刺,舌质暗紫,或边尖部有瘀斑,脉象涩滞不畅甚则出现结、代。二便不调,胃纳欠佳。用行气活血化瘀通络方法。早期以柴胡疏肝散,调气为主,以气行则血自畅矣。晚期可用王清任血府逐瘀汤方法。

柴胡疏肝散:柴胡,芍药,枳壳,川芎,香附,甘草。

血府逐瘀汤:桃仁,红花,川芎,生地,当归,赤芍,柴胡,枳壳,桔梗,牛膝,甘草。

病案举例:

　　张某,54岁。忧思抑郁已久,气分不得舒畅,经常胸中满闷,胃纳欠佳,半年来形体消瘦,面色黑浊,心前区时觉刺痛,舌红有瘀斑,苔白且干,(血压偏高 BP 190/110mmHg,EKG,S—T段明显下降,胆固醇280)大便干结,小溲赤热,夜寐多梦,脉象沉涩带弦,用疏调气机少佐活血,饮食当慎。

　　柴胡3钱,黄芩3钱,川楝子4钱,瓜蒌8钱,薤白4钱,半夏曲4钱,赤芍3钱,桃仁1钱,牛膝2钱,枳实2钱。

② 肝肾阴虚,虚热上炎

肝肾阴分不足,虚热上炎,火热灼心,夜寐不成,头晕耳鸣,口干目眩,血热则运行不畅,心前区时觉作痛,肾虚故腰痛,足跟疼痛,心热故心烦,小溲赤红,舌红且干,或有瘀斑,脉象弦细按之略数,热在血分,闭阻心络,故胸闷气憋,夜间心痛明显。滋养肝肾以治其本,泻其虚热活血通络,心痛自减。

　　沙参4钱,麦门冬4钱,玉竹4钱,细生地4钱,旱莲草3钱,女贞子3钱,沙苑蒺藜5钱,香附3钱,川楝子2钱子,赤芍4钱。

病案举例：

赵某，49岁。素体肝肾阴虚，阴虚则阳亢，阳亢
则化火，故心烦而夜寐不眠，血热故运行不畅，心前区
时时作痛，溲黄便干，舌红且干，脉象弦细小数，养肝
肾以折虚热，活血脉以缓胸痛。

沙参4钱，沙苑子5钱，玉竹3钱，生地黄4钱，
生香附3钱，川楝子4钱，赤芍3钱，丝瓜络3钱。

③ 心脾两虚，血瘀阻络

心虚则血少，脾虚运化失司，心脾不足，面色萎黄，一身乏
力，心脾两虚，血行不畅，血瘀阻络，故神怯而气短，健忘怔
忡，过劳则心前区必痛，舌淡无苔，体胖滑润，或有瘀斑，脉多
虚软无力，两寸微弱，用补益心脾方法，如归脾汤。

归脾汤：党参，黄芪，白术，当归，炙甘草，茯神，远志，
炒酸枣仁，木香，桂圆，生姜，大红枣。

病案举例：

袁某，59岁。心脾两虚已久，面色萎黄无华，舌
白胖嫩，滑润液多，心慌气短，健忘怔忡，每遇劳累心
前疼痛发作，心电图 V3、V5 之 S—T 段低平，脉象虚
软似弱，有时仍有停止现象。心脾欠虚，阳运失灵，血
行不畅，养血益气，治在心脾。

黄芪1两，党参4钱，当归4钱，炙甘草3钱，茯
神4钱，桂圆肉1两，桂枝3钱，升麻1钱，干姜2
钱，木香2钱，肉桂末5分（冲）。

④ 中阳不足，水饮停蓄

由于中焦阳气不足，（水邪不化），饮停中脘，心中悸动不安，舌白滑润，脉象沉迟，自觉气短异常，甚则四肢作肿，经常腰酸腿冷，大便溏薄不实，小溲赤少，每于饭后则心绞痛发作，水蓄中焦，心阳又虚，用温阳化饮方法。如苓桂术甘汤（茯苓，桂枝，白术，干姜）。

病案举例：

王某，女，48 岁。面色㿠白光亮，四肢逆冷不温，下肢经常水肿，两脉沉细且迟，小溲清长，阳虚气弱，水饮中阻，故心悸而满闷不舒，有时心前区闷堵束压感觉，治以益气温阳，以化水饮。

炙黄芪 1 两，党参 4 钱，桂枝 3 钱，干姜 2 钱，茯苓 1 两，苍白术各 5 钱。

⑤ 心肾不交，血分瘀阻

水火不能相济，虚烦不得成寐，梦多潮热，有时阵阵出汗，口干目眩，头晕耳鸣，腰酸腿软，夜间多发心痛，脉多弦细小散，舌质红津少，大便干结，治宜交通心肾方法。用交泰丸、六味地黄丸化裁。

交泰丸：黄连，肉桂。

六味地黄丸：熟地，山药，山萸肉，丹皮，茯苓，泽泻。

病案举例：

陈某，60 岁。面色黧黑，形体削瘦，舌绛且瘦，边尖部芒刺满布，心烦易惊，夜寐梦多，日晡潮热，晨起则躁汗烦急，大便干结，溲黄且少，经常腿酸足跟疼痛，失眠，胸痛时作。用交通心肾方法，以观其后。

阿胶 4 钱，川黄连 1 钱，生地 4 钱，何首乌 1 两，白头翁 3 钱，白芍 4 钱，生山药 8 钱，丹参 3 钱，川楝子钱半，生牡蛎 5 钱，鸡蛋黄 1 个（打冲），白琥珀粉 3 分（冲）。

（三）脾

中医对脾的认识：脾（胃）是消化食物的脏腑，《内经》称它是仓廪之官。又说：在体为肉，开窍于口。关于脾胃的关系，是脾为脏主阴，胃为腑主阳，胃主受纳水谷，脾主运化精微；五脏者藏精气而不泻，六腑者传化物而不藏；五脏为阴，六腑主阳；脏者藏也，藏精气而不泻；腑者通也，主传化物而不藏。《内经》说："饮入于胃，游溢精气，上输于脾，脾气散精，上归于肺，通调水道，下输膀胱，食气入胃，浊气归心，淫精于脉，脉气流精，精气归于肺，肺朝百脉，输精于皮毛。"

脾主太阴，为至阴之藏，其气主升，胃为阳土，经属阳明，其气主降。脾胃虽均属消化器官，其性质功能有所不同，一脏一腑，一藏一通，一升一降，一阳一阴。脾本身具有益气、统血、主肌肉与四肢等重要生理功能。所以说它是"后天之本"。胃为水谷之海，如饮食不调，饥饱失常，寒温不当，全能影响胃的功能。胃是阳明阳土，性恶燥而喜润，与脾相反（喜燥恶润）。从临床看来，在消化过程中，发生燥火属热一类的疾病，多责之于胃，如口臭，舌疮，牙痛，便秘等。在消化器官中，凡出现中阳不足，阳虚腹泻一系列疾病，多责之于脾。如大便溏泻、泻如完谷，泻如清水，食后腹胀及饭后痞满等（兹将泄泻，胃脘痛等进行代表性论述于后）。

脾脏发生病变，也不是全属脾脏本身的虚实问题，脏腑之间的克制，外界因素的影响，皆能导致脾功能的紊乱，而成病态。如脾阳不足的时候，运化失灵，胃纳必差，脘腹胀满，水饮停留，四肢乏力，脾的升力不够，久则泄泻，脱肛。脾虚统摄血液失职，形成子宫出血，便血，子宫下垂等。外因导致脾功能失灵，如肝郁克土，由肝病影响了脾功能的运化失常；过饮之后，或冷饮中阳受遏，水停中焦，脾不健运，也能出现很多疾病。关于脾脏的疾病，有的是本脏虚实问题，有的是外界因素或其他脏器影响问题，必须从病源治疗，才能解决疾病的实质。

1. 脾阳不足

脾属太阴，为至阴之脏，它主运化，若受病多是功能不够，所以先讲脾阳的方面；当然，若属阴伤的时候，也必须救阴，温病之后，结核病，癌症后期等，都必须从救阴方面治疗。

（1）运化失灵

脾阳虚，运化功能不足，必出现胸闷气短，纳谷不香，食后堵满不畅。舌白苔润，脉象沉濡力弱，大便不调甚则轻度腹泻。这个阶段，多属脾阳初弱，运化欠佳，消化顿迟，可用枳术丸，温养疏调（枳实，白术，陈皮，半夏）。

若脾虚较重时，可用香砂六君子汤（木香，砂仁，党参，茯苓，白术，炙甘草）。

病案举例：

耿某，67，夏季恣食生冷，入秋中脘闷满日重，舌淡苔白滑润液多，两脉沉弱，四肢乏力，喜暖畏寒，大便溏薄沉坠，小溲色淡。寒湿困脾，升力不足，温中醒脾，益气升和。方如六君子汤，或补中益气汤。

党参3钱，升麻1钱，木香1钱，砂仁1钱，茯苓3钱，白术3钱，炙甘草1钱，陈皮3钱，半夏3钱。

（2）水饮中阻

脾虚之后，运化欠佳，阳虚不足，水饮中阻，故中满气痞，腹中水声，四肢为诸阳之本，阳虚故四肢不温，且酸乏无力，甚则下肢水肿，皆属阳虚不能达于四末也。必须温阳化饮，使水邪化气，气足则运化自复。用苓桂术甘汤（茯苓，桂枝，白术，甘草）。

病案举例：

赵某，70岁。素体阳虚不足，中脘经常堵闷，胸中者阳之海，气之所主，脾虚运化失调，故腹中水声状如汪澜，推之则舒，得温必缓，舌胖苔白滑润液多，温振脾阳以化饮邪。

党参2钱，桂枝2钱，茯苓4钱，苍白术各2钱，干姜2钱，炒椒目2钱。

2. 升力不及

泄泻为日已久，脾虚阳气日衰，升力不及，泄泻无度，下坠异常，甚则魄门不固，大有欲泻即出，控制不住之势，舌淡白腻，脉象细弱，四肢逆冷，用升阳益气为治。如补中益气汤方法（黄芪，白术，陈皮，升麻，柴胡，党参，炙甘草，当归）。

病案举例：

袁某，60，泄泻3年有余，腹痛隐约不舒，大便溏稀如为完谷，气坠难忍，四肢遂冷，舌白滑润质淡且嫩体胖有齿痕，两脉细弱如丝，按之近微。脾阳早衰，升力不及，益气升阳，求其泻止。

炙黄芪5钱，党参3钱，桂枝3钱，升麻1钱，白术3钱，灶心土1两，茯苓皮4钱，荆穗炭3钱，诃子肉3钱。

3. 统摄失职

脾虚日久，统摄失职，月经过多，或大便带血，甚则子宫下垂，多伴有心慌气短乏力，面部四肢水肿，腰酸腿软，行动不利，面色萎黄无华，舌体胖嫩滑润质淡，脉象皆属虚软微弱，可用益气摄血方法。如归脾汤之类（白术，党参，黄芪，当归，炙甘草，茯神，远志，炒酸枣仁，木香，龙眼肉，生姜，大枣）。

病案举例：

梅某，45 岁。面色萎黄无华，下肢经常水肿，癸事淋漓，2～3 月来未能干净，每遇恼怒其势如崩，四肢不温，心悸失眠，舌胖苔腻质粉边有齿痕，脉象沉细且弱。血虚气弱，心脾不足，统摄无权。用归脾汤方法。切忌恼怒为要。

黄芪 4 钱，党参 3 钱，白术 3 钱，当归 3 钱，炙甘草 1 钱，茯神 4 钱，龙眼肉 1 两，生牡蛎 1 两，血余炭 3 钱。

4. 肝郁克脾

由于肝经郁热，或血虚肝阴不足，都能肝阳过亢而克于脾，影响脾的运化功能。当然，在这个阶段就不是脾虚不能纳谷，从症状上来看，除不纳谷之外，突出地表现了肝郁热的心烦、急躁梦多，舌红脉弦细数，甚则弦实有力，必须先泻肝热，令肝阴肝阳平衡，脾不受肝热克制，自然脾的功能恢复，纳谷逐渐正常。这必须从泄肝热入手，肝热去，脾阳自调，症状即自消失。可用逍遥散，柴胡疏肝散。热重时可用左金丸，金铃子散之类。

病案举例：

方某，57 岁。素体肝阳过亢，经常头眩目花，恼怒之后，心烦梦多，甚则不能入睡，胸胁闷胀，胃纳不佳，口干思冷饮，舌红尖部起刺，脉象弦细而数，一派肝郁侮脾，运化功能受阻。疏泻肝热，脾运自复矣。逍遥散方增损之。

　　柴胡2钱，黄芩3钱，当归3钱，白芍4钱，茯苓4钱，白术1钱，防风2钱，炒川楝子3钱。

5．肾阳不足

肾虚命火衰微，火不生土，故疲乏无力，四肢不温，两足尤甚，胃不思纳，中脘闷满，舌白质淡，唇口苍白，大便泄泻，小溲清长。温养命火，使其火升土旺，诸症皆减。方如右归饮（熟地，山药，山茱萸，肉桂，附子，枸杞子，炙甘草，杜仲）。

病案举例：

　　关某，88岁。老年下元不足，命火衰微，腹泻多年未愈，下肢逆冷不温，两足水肿，脾阳不振，纳谷甚少，食后堵满不舒，舌白腻厚，滑润液多，边有齿痕。温养下元，以助命火。

　　熟地黄5钱，淡附片4钱，山茱萸3钱，肉桂子2钱，枸杞子3钱，吴茱萸3钱，淡干姜2钱，茯苓皮4钱。

（四）肺

肺主气，为五脏之华盖，主一身之气机，上连喉咙，开窍于鼻，在体为皮毛，其经脉下络大肠，为表里之脏。肺司呼吸，为气机出入升降之枢，合皮毛而煦泽肌肤，所以《内经》里说："肺者，相傅之官，治节出焉。"

肺为娇脏，不耐寒热。主呼吸之孔道，所以六淫邪气常先犯肺；肺气贯百脉而通它脏，故它脏有病，也常累及于肺。如脾虚生湿聚饮成痰，上犯于肺，肝郁化火，火炎及肺，全能发生咳嗽。所以《内经》里说："五脏六腑皆令人咳，非独肺也。"又说：咳嗽的原因"聚于胃关于肺"。

治咳必须注意：一是外感（包括风，寒，暑，湿，燥，火）为风寒、风热，必有表证属于新感。暑湿作咳，必胸中闷满，气粗乏力；燥热咳嗽，痰吐胶黏，甚则成块；火郁之饮，有声无痰，咳必连声。二是内伤，如肝火犯肺；胃热上迫；痰饮中阻；肺癌多吐脓血，腥秽异常；肺阴虚者，五心烦热，喉痒声哑，甚则痰中见红；肺阳不足，必喘满乏力，脉象虚濡。

在用药方面，在表时，药不宜静，当用疏解表邪方法，以表解肺宣，咳必自止。切不可早用静止药物，防其留邪变生它病（如寒凉药、收敛药、滋补药等），在里时，药不宜动，动则虚火不宁，病势必增，忌辛散，香窜耗散之品。内有伏火，热灼肺金，治当清润泻化，若过用辛温发散，助火加热，消耗阴液，最为禁忌。邪未净忌补涩：肺以宣为顺，若有表寒表热，痰湿水蓄，火郁燥热等，凡有邪未净，最忌补涩，如人参，黄芪，白术，甘草，罂粟壳，诃子，乌梅，马兜铃，五倍子之类，皆属禁忌，恐缠绵不愈。

1. 外感六淫咳嗽

（1）风寒

感受风寒，咳嗽痰稀，鼻塞流涕，寒热无汗，舌苔薄白，脉象浮紧，当以疏风散寒、宣肺止咳。药如金沸草散之类（金沸草，前胡，细辛，半夏，荆芥，甘草，生姜，大枣）。

病案举例：

孙某，男，54岁。外感风寒，头痛鼻塞，发热恶寒，咽痒作咳，一身酸楚无力，舌苔薄白，脉象浮紧。

疏散风寒兼以止咳。

　　苏叶 2 钱，苏子 3 钱，前胡 2 钱，杏仁 3 钱，百部 3 钱，紫菀 2 钱，陈皮 2 钱，荆芥穗 2 钱。

① 风寒夹内热

此为风寒外束，肺热内郁，咳嗽咽干，口渴身热，恶寒鼻塞，痰吐发黏，甚则气逆作喘，舌白苔腻质红，脉象浮数。治当散寒解表，兼清内热。宜麻杏石甘汤（麻黄，杏仁，生石膏，甘草）。

病案举例：

　　江某某，男，20，肺胃蕴热已久，近感风寒，身热头痛，恶寒周身关节作痛，咳嗽咽干，气分粗促，胸中闷满作痛，痰吐黄稠，溲红便结，舌红苔垢，脉象弦滑且散。辛温解表以祛风寒，苦泻清化，兼以导滞，防成肺炎，饮食当慎。

　　苏叶 2 钱，苏子 3 钱，前胡 2 钱，生石膏 1 两，杏仁 3 钱，莱菔子 3 钱，白芥子 2 钱，荆穗 2 钱，鲜茅根、鲜芦根各 1 两，焦三仙各 3 钱。如血压不高，喘重者用麻黄 1 钱。

② 风寒夹湿，阻于卫分

湿郁于中，外受风寒，头痛沉重恶寒，遍体疼痛，身热咳嗽，痰吐不爽，多为泡沫，胸脘痞满，舌白滑润垢腻，两脉濡滑，意欲太息，风寒未解，湿阻不化，肺气失宣，疏解风寒，燥湿祛痰。宜杏苏散之类（杏仁，苏叶，前胡，甘草，陈皮，半夏，桔梗，茯苓，枳壳，生姜，大枣）。

病案举例：

梁某某，女，60，老年气分不足，湿阻不化，感受风寒之后，头痛沉重，遍体酸楚，胸脘闷满不舒，身热恶寒，咳嗽痰不易咳出，舌白滑腻，脉象濡滑，按之似紧，二便当可，疏解风寒兼以化湿，宣阳理气肃降止咳。油重宜忌。

苏叶、苏子各1钱半，前胡2钱，浙贝母4钱，杏仁3钱，清半夏3钱，化橘红2钱，茯苓皮4钱，苍术1钱，厚朴2钱。

（2）暑湿

炎夏受暑，必夹湿邪，侵犯上焦，肺气不宣，咳嗽胸脘痞闷，气分粗促，口渴心烦，溺赤灼热，身热汗出，重则面部油垢，舌白苔腻，周身酸乏，自觉气短。用芳香宣化，疏解暑邪。藿香正气汤之类（藿香，大腹皮，苏叶，甘草，桔梗，陈皮，茯苓，半夏曲，苍术，厚朴，白芷，生姜，大枣）。

病案举例：

方某某，男，60岁。身热头晕，胸闷泛恶，阵阵心烦，汗出面垢，溲红灼热，咳嗽气促，舌白苔腻，身酸楚乏力，两脉濡滑缓弱，一派暑湿蕴蓄不化，湿热上迫于肺。当以芳香宣化，清利三焦为务。

鲜佩兰（后下）3钱，鲜藿香（后下）3钱，大豆卷3钱，炒山栀2钱，前胡2钱，杏仁泥3钱，半夏曲4钱，厚朴2钱，马尾连3钱，黄芩3钱，六一散4钱，鲜荷叶1张。

(3) 痰湿

脾虚运化失职，湿聚成痰，上渍于肺，肺失肃降，咳嗽痰多，清稀色白，胸中满闷不舒，舌薄白且滑润，脉象濡滑。可用化痰理肺，扶脾燥湿。方用二陈汤加味（陈皮，半夏，茯苓，甘草）。

病案举例：

林某某，男，61，体丰嗜好饮水，脾虚运化失职，聚则成痰，上渍于肺，故晨暮咳嗽痰多，色白且稀，胸中满闷不舒，舌白滑润，脉象濡缓。痰湿久蕴，肺气不宣。宣化湿邪，肃降止咳。

苏叶2钱，前胡2钱，橘红2钱，半夏3钱，厚朴2钱，细辛五分，苍白术各3钱，茯苓皮5钱。

(4) 寒饮

素质阳虚，肺气又衰，恣食冷饮，肺脾功能受遏，面黄光亮，咳嗽气呛，舌胖质淡，苔白且嫩。温阳化饮，以完其咳。小青龙汤加减（桂枝，麻黄，干姜，白芍，甘草，细辛，半夏，五味子）。

病案举例：

卢某，男，53，素体阳虚，肺气不足，今夏恣食冷饮，肺脾两伤，水饮不化，故咳嗽两月未愈，舌胖嫩，苔白滑，边有齿痕，两脉沉迟细弱，小便清长，大便溏稀，温脾阳以化饮邪，益肺气求其咳减。

麻黄2钱，桂枝3钱，干姜2钱，白芍3钱，甘草1钱，细辛1钱半，半夏4钱，五味子3钱，生牡蛎5钱，茯苓4钱。

（5）火热

由于风热化火，咳嗽气呛咽干，口渴思凉饮，心烦梦多，痰黄黏稠，舌红且干，脉象滑数，大便干结，小便色黄。宜用泻火清肺方法，如凉膈散（芒硝，大黄，栀子，连翘，黄芩，甘草，薄荷，竹叶）。

病案举例：

叶某某，23，男，风热化火，内热鸱张，咳呛咽干，口舌生疮，头晕身热，大便3～4日未通，小溲赤热且少，舌红根黄干燥液少，两脉弦滑而数，一派风热化火，积滞蕴蓄，宜泻化折热，通腑润燥。

前胡2钱，淡豆豉4钱，炒山栀3钱，生桑白皮4钱，全瓜蒌1两，黄芩3钱，生石膏8钱，薄荷叶2钱，茅根、芦根各5钱，大黄末5分（冲）。

（6）肺燥

阴虚之体，虚热肺阴受灼，干咳连声，痰不易咳，口鼻发干，甚则痰中带有血丝，舌红苔黄干燥有裂痕，脉象多属细小弦数。宜清肺润燥方法，如清燥救肺汤（桑叶，石膏，杏仁，甘草，炙杷叶，麦冬，黑芝麻，人参，阿胶）。

病案举例：

汤某某，男，37岁。肺阴不足，气候干燥，咳嗽咽干，痰不易咳，今晨痰中忽带血丝，大便干结，溲黄且少，两脉细小弦数。清肺润燥以止其咳。

沙参4钱，天冬、麦冬各3钱，生石膏5钱，杏仁3钱，枇杷叶4钱，生海浮石4钱，黛蛤散4钱（布包），川贝母2钱，梨皮2个。

2．内伤咳嗽

（1）肺虚

① 肺阴虚

肺主一身之气，肺虚则气无所主，肺阴不足则咽喉不利，口干面红，舌瘦质红苔干液少，脉多弦细，可用生脉散之类（人参，麦冬，五味子）。

病案举例：

王某某，男，62岁。形瘦面黑，五心烦热，口干欲饮，阵阵作咳，痰少且黏，脉象细小略数，舌红且干苔厚有裂痕，夜寐梦多，溲黄便干。养肺阴润虚燥，以止其咳。

沙参5钱，麦门冬3钱，五味子2钱，玉竹3钱，百合4钱，川贝母3钱，款冬花3钱，紫菀1钱，远志肉3钱。

② 肺阳不足

肺阳虚多气短乏力，动则气促，四肢不温，舌胖苔润液多，心悸，夜寐不实，面多萎黄，阵阵汗出形寒，脉象虚软且弱，可用益气补肺方法。用补中益气汤方（黄芪，白术，陈皮，升麻，柴胡，当归，人参，甘草）。

病案举例：

黄某某，男，70岁。面色萎黄，形体虚胖，动则气短汗出，咳嗽痰白如沫，一身疲乏无力，阵阵憎寒，两足逆冷，舌胖质淡边有齿痕滑润液多，中脘堵闷不适，肺气不足，下元又虚，益气补中，以止其咳。

党参3钱，黄芪5钱，五味子3钱，款冬花3钱，熟地黄4钱，胡桃肉4钱，半夏曲4钱，茯苓4钱，陈皮3钱。

（3）肾虚

① 肾阴不足

肾为五脏六腑之根，肺肾又为母子之脏，古人称之为"金水互生"，就是论及肺肾关系密切。咳嗽喘逆，日久必损及肾，肾阴虚则形体多瘦，咽干口燥，面红足冷，阵阵烦急，舌多瘦液少且干质红，脉象细弦略数，肾阴不足，气不摄纳，虚热上扰，用滋补肾阴，摄纳肾气。如都气丸（熟地黄，山药，山萸肉，丹皮，茯苓，泽泻，五味子）。

病案举例：

> 聂某某，男，75岁。肾为发气之本，肺主一身之气，久喘肺肾皆亏，阴虚则阳亢，故脉细数、两尺无力，舌红口干少津，喘逆痰黏不易咳出，滋补肾阴，摄纳虚热。
>
> 熟地黄5钱，五味子2钱，山萸肉2钱，山药8钱，南百合4钱，楮实4钱，诃子肉3钱，生牡蛎5钱，茯苓4钱。

② 肾阳不足

肾阳不足，卫外之阳不固，汗出气短，动则乏力，面青且浮，下肢作肿，黎明喘势大作，舌质淡，脉沉弱，可用补肾纳气方法。如金匮肾气丸（熟地，山药，丹皮，山萸肉，泽泻，茯苓，肉桂，附子）。

病案举例：

龚某某，男，78岁。老年久嗽，动则气促作喘，头面汗出，晨起喉舌干燥，夜则小便如淋，此肾气早衰，津液枯耗，气散失纳，肺气又虚，收摄固真，上病当实其下，宗肾气丸。

熟地4钱，山萸肉3钱，五味子3钱，山药4钱，胡桃肉4钱，补骨脂4钱，肉桂1钱，诃子肉3钱。

（五）肾

肾为先天之根，脾为后天之本，先天之精藏于肾，必须有后天之本来充营，才能正常生长发育。肾又称为水火之脏，左主肾，右主命门，实际上就是说肾阴和肾阳，也就是肾的本质和肾的功能。在体内起着滋养濡润的作用为肾阴，也就是体；在体内起着温煦生化作用的为肾阳，又称它为命门，命火。这都是用文字来表达肾阳的功能的意思。水火平衡，阴阳制约，相互依存，体内得到正常的生理作用，否则就出现阴阳的偏胜，病证因之产生。

肾主骨、开窍于耳，其华在发，主藏而水宜泻，所以有人认为肾多虚证，而无满实。肾不足的疾病，一般可分阴虚与阳虚两个方面。阴虚火必旺，多伴有心烦、梦多、目眩、健忘、腰膝酸痛，舌红口干，脉象细小且数；阳虚气不足，下肢清冷不温，面色淡白，小便清长，甚则不禁，可能出现遗精、阳痿、早泄，脉象虚软且弱，两尺尤甚，舌淡胖嫩。在治疗用药上一定要分清，不可模糊。

1. 肾阳虚

（1）肾气不足

少年肾阳虚衰，多属禀赋不足，或由劳损过度，或由病后恢复欠佳，肾气大伤，腰脊酸软，听力日减，面色淡白，小便清长，有时出现遗精、阳痿、早泄、梦与鬼交，及溺有余沥，舌淡苔白，脉象沉细且弱，下肢不温，可用温养肾气方法。如大补元煎（熟地黄，党参，山药，杜仲，酸枣仁，枸杞子，山萸肉，炙甘草，破故纸，白术，肉桂，附子）。

病案举例：

欧阳某，男，21岁。青年禀赋不足，肾阳虚衰，面色萎黄，腰脊酸软，两耳听力较差，过劳则遗泄必作，大便溏软，小溲清长，溺有余沥，舌胖淡苔滑润，两脉沉弱，尺部若有若无，虽在暑季，下肢不温，温养肾气，以补为先。

熟地黄4钱，党参3钱，山药5钱，山萸肉3钱，杜仲4钱，当归3钱，甘杞果4钱，生牡蛎1两。

（2）肾不纳气

久病之后，或劳伤肾气，气短喘逆抬肩，活动后则症状尤甚，咳喘汗出，甚则痰鸣喘哮，小便遗溺，两足清冷，面色多属㿠白水肿，舌胖苔腻滑润液多，脉象虚弱，两尺无根。填补下元，摄纳肾气，都气丸或人参蛤蚧散（六味地黄丸加五味子）（人参，蛤蚧）。

病案举例：

迟某某，男，61岁。哮喘有年，交节发作，溽夏湿郁，气机不畅，喘逆抬肩，头额汗出，夜间尤重，必须吸氧，面色㿠白且浮，小溲遗溺不禁，两足清冷，大便泄泻，脉象虚弱且沉，两尺无根。填补摄纳，治在肺肾。

熟地 4 钱，山萸肉 4 钱，山药 1 两，五味子 3 钱，茯苓 3 钱，党参 3 钱，楮实子 3 钱，诃子肉 3 钱，蛤蚧尾 1 对，煎汤兑服。

（3）命门火衰

素质下元不足，或久病、房劳逐渐下元亏虚，肾火不足，命门衰微，腰腿酸软，阳痿早泄，面色淡白，头晕耳鸣，毛发不荣，形寒畏冷，小溲频频时或自遗。甚则火不生土，胃纳不甘，胸中满闷，大便完谷，温养命火，治在下元。右归饮、金匮肾气丸（附子，肉桂，山茱萸，杜仲，熟地，炙甘草，山药，枸杞子）（金匮肾气见前）。

病案举例：

肖某某，男，79 岁。久泻下元不足，腰酸腿软，四肢不温，下身水肿，小溲时遗，头晕两耳不聪，胸闷胃纳不甘，夫下虚则上实，肾虚故中脘闷满，年近八旬，命门火衰，肾气不能摄纳。温养命火，填补下元。

淡附子 4 钱，淡吴茱萸 3 钱，淡干姜 2 钱，肉桂 3 钱，山萸肉 3 钱，熟地黄 4 钱，枸杞子 4 钱，鹿角胶 4 钱（烊化）。

（4）阳虚水泛

体质薄弱，肾阳早衰，命门火微，难以温化水液，水邪上泛，外溢皮肤，周身水肿，面色淡白发暗，以手压之不起，下肢尤甚，四肢不温，腰腹胀满，尿少无力，水气凌心则心悸，水气上迫于肺，故喘咳痰稀，舌白胖腻，脉象沉迟，或微弱无力，可用温阳化饮方法，如真武汤之类（茯苓，苍术、白术，白芍，附子，生姜）。

病案举例：

　　江某某，男，37岁。先天禀赋阳虚，肾气又衰，命火势微，土失火助，水湿难化，面目一身皆肿，下肢尤甚，按之陷而不起，四体清冷，心悸且慌，动则喘促立至，两脉沉微且迟，舌白腻体胖嫩水滑苔，中年早衰，命火不足，温阳益气，以化饮邪。

　　淡附片5钱，干姜2钱，淡吴茱萸3钱，苍术、白术各4钱，茯苓5钱，杭白芍4钱，肉桂2钱。

2. 肾阴虚

（1）肾阴不足

思劳过度，或久病阴伤，真阴耗损，形体虚弱，头晕耳鸣，夜寐梦多，心烦口干，五心灼热，腰酸腿软，梦遗滑精，面黑且瘦，两目干涩，舌瘦少津质绛起刺，脉多细弦，用滋养肾阴方法，如六味地黄丸（熟地，山药，山萸，丹皮，茯苓，泽泻）。

病案举例：

　　瞿某某，男，47岁。形体削瘦，面色黑浊，久病肾阴早虚，阴虚则阳必亢，亢则化火，故头昏耳鸣，夜寐梦多，心烦口干，五心灼热，腰酸腿软，时有梦遗，舌瘦质红起刺，脉象细弦小数，滋养肾阴兼折虚热，辛辣之品皆忌。

　　生地黄4钱，山药8钱，生白芍4钱，阿胶3钱，黄芩3钱，丹皮3钱，枸杞子4钱，菊花3钱，沙苑蒺藜6钱。

（2）阴虚化火

凡阴虚阳必亢，水少则火即升，或素体阴虚，或阴分过耗，虚热最易化火，火性炎上故心烦而夜梦多，面赤唇红，干裂有血，咽干口渴，咳嗽气呛，小溲色黄，大便干结，有时日晡发热，脉细数，舌质红，可用滋水制火方法。如知柏地黄丸之类（六味地黄丸加知母、黄柏）。

病案举例：

姜某，男，50，病温月余不愈，阴分过耗，素体下元不足，故阴虚热灼，面赤唇红，干裂有血渍，夜寐恶梦纷纭，舌绛如朱尖部起刺，日晡潮热，咳嗽干呛无痰，六脉细小滑数，溲黄便干，滋水制火润肺止咳。

知母2钱，黄柏2钱，沙参5钱，生地4钱，山药4钱，玉竹3钱，白芍4钱，川贝2钱，麦冬3钱，炙鳖甲5钱。

结　语

五脏辨证在临床的应用，这是本着五脏的性能及其常见疾病，如何在临床上治疗与用药。在讨论这个题目以前，必须复习各脏器的所主所恶，在每个脏器有它的特点，如产生了疾病，各脏器有各脏器的矛盾，不是平列只抓一个虚实，更不是只选一些对某脏器有益的药物来用。比如说：治疗心脏疾病时，我们一定抓着标与本的问题，标指的是外因的邪，本指的是心脏的虚实方面；在治肝脏疾病时，必须掌握体、用的问题，所说的体是指肝的实质，阴的方面，所说的用是指肝的功能，阳的方面；脾脏如有疾病，我们一定要体会它的升降功能，不可升之过高及降之过低，补则壅气，湿困难以运行，治脾病一定调理得当，否则易犯虚虚实实之忌；肺脏有病，当考虑虚实新久，往往虚中夹实，实中带虚，新病多实，久病多虚，治疗得当，最属不易；治疗肾脏时，一定分清肾阴与肾阳，切不可见肾病皆用温肾纳气，切不可过于滋阴润燥，一定根据客观实际情况，仔细的辨别用药。

上面讲了，每个脏器全有它的特殊性，但是不能孤立地只从脏器的现象来进行辨证，必须结合八纲，细致地分辨，更重要的是脉（切）、舌、色（望）及病史前后的情况，考虑矛盾的主要方面，解决矛盾的次序前后，考虑大法，推敲用方选药及剂量的照顾。切不可以某病、某证，即用某方，舍掉辨证，不审脉舌的简化治疗。

自己的认识，看脉不是简单地以浮、沉、迟、数等来决定用药，必须深入地用八纲来分辨，哪些是主脉，哪个算兼脉，哪个脉在浅，哪个脉在深，哪些主脏，哪些主腑。互相参合，结合面色、舌苔及病史，条理分明，细致辨证，将其新旧矛盾及矛盾的主要方面分辨清楚，有层次地一一解决，才能比较接近合理。

岐黄之术自有传承

下篇　杂病证治

感　冒

感冒是外感病的总称，四季皆有，以春冬二季较多，常见的以外感风寒，外感风热、外感夹暑夹湿较多。流感近似外感风寒，传播迅速，威胁广大人民健康，必须及时治疗，否则将严重影响生产。

一、外感风寒

由于风寒外袭，皮毛受病，皮毛者肺之合也，肺失肃降，表卫闭塞，恶寒、头痛、周身酸痛，发热无汗，鼻塞涕多，咳嗽咽痒，舌苔薄白，脉多浮紧。治疗可用辛温解表法，如荆防败毒散：荆芥穗2钱、防风2钱、羌活1钱半、独活1钱半、柴胡2钱、前胡2钱、枳壳2钱、川芎1钱半、党参2钱（非虚人一般不用）、茯苓3钱、甘草1钱、桔梗2钱。

或用香苏饮（香附3钱，苏叶2钱）。

经验用方：苏叶2钱，前胡2钱，杏仁3钱，秦艽2钱，羌独活各1钱。

二、外感风热

热郁于内，外受时邪，发热口干，微恶风邪，头胀有时微汗，咳嗽气呛，咽干而痛，溲黄便秘，甚则衄血，舌红苔薄黄，脉象浮数。宜用辛凉清解法。用桑菊饮（桑叶、菊花、杏仁、甘草、桔梗、芦根、连翘、薄荷）或银翘散（竹叶、荆芥、薄荷、牛蒡子、豆豉、甘草、桔梗、金银花、芦根）。

经验用方：薄荷（后下）1钱，前胡1钱，大青叶4钱，板蓝根4钱，金银花5钱，连翘4钱，鲜茅根、芦根各1两，豆豉4钱，山栀2钱，黄芩3钱。

三、外感夹暑

夏季外感，多夹暑邪，暑伤元气，中必夹湿，故头晕身热有汗不解，心烦口渴，胸闷乏力，漾漾欲恶，小便短赤。舌苔薄白，脉多濡数。芳香祛暑，苦泻折热。用黄连香薷饮（黄连1钱、香薷1钱半、厚朴2钱、扁豆4钱）。

经验用方：鲜藿香、鲜佩兰各2钱，马尾连3钱，前胡2钱，厚朴2钱，竹茹3钱，鲜芦根1两，灶心土1两。

四、感冒夹湿

气候过热，人必多湿，外感之后，头目沉重，发热不扬，恶寒周身酸软，口淡发木，胸闷如痞，恶心呕吐，腹胀便溏，舌苔滑腻，脉象沉濡。用疏表化湿，芳香定呕。藿香正气散之类（藿香、厚朴、苏叶、陈皮、大腹皮、白芷、茯苓、白术、半夏、桔梗、甘草、生姜、大枣）。

经验用方：鲜藿香、鲜佩兰各2钱，大豆卷3钱，苏叶2钱，草蔻2钱，马尾连3钱，厚朴2钱，白芷2钱，冬瓜皮1两。

咳 嗽

有声无痰为咳，有痰无声叫嗽，痰声俱有是咳嗽。咳嗽主要在肺，但是机体各部由于其他疾病都能影响成咳嗽。内经里有"五脏六腑皆令人咳，非独肺也"。归纳起来不外内伤与外感两个方面。一外感咳嗽。二内伤咳嗽。其他为肿瘤、外伤、过敏等。

一、外感咳嗽

1. 风寒咳嗽

感受风寒，头痛鼻塞，发热恶寒，咽痒作咳，痰多稀薄，一身无力，舌苔薄白，脉浮略紧。用疏散风寒，兼以止咳。宜金沸草散（旋覆花、前胡、细辛、荆芥、半夏、甘草、生姜、大枣）或止嗽散（桔梗、荆芥、紫菀、百部、白前、甘草、陈皮）。

经验用方：苏叶2钱，苏子3钱，前胡2钱，杏仁3钱，百部3钱，紫菀2钱，陈皮3钱。

2. 风热咳嗽

烦热口渴，咽红干疼，舌红痰稠，脉象滑数，小溲赤热，大便干结。用疏风清热，肃降止咳。桑菊饮、桑杏汤（桑叶、杏仁、贝母、沙参、栀子皮、梨皮、香豆豉）。

经验用方：桑叶3钱，前胡2钱，杏仁3钱，黄芩4钱，茅根、芦根各1两。

3. 火热咳嗽

风热化火，咳呛咽干，口渴思冷饮，痰黄舌红口干，脉象滑数。宜泻火清金方法。如凉膈散（芒硝、大黄、栀子、连翘、黄芩、甘草、薄荷、竹叶），如大便正常可减芒硝，大黄。若火热伤阴时可用泻白散加减（桑白皮、地骨皮、甘草、粳米）。

经验用方：苏叶、苏子各1钱半，生石膏5钱，杏仁3钱，黄芩4钱，麦门冬4钱，芦根1两，瓜蒌仁1两，知母2钱。

4. 肺燥咳嗽

素体阴虚，或内热日久，肺阴受灼，干咳连声，痰不易咳，口鼻发干，舌红苔干燥略黄，脉象细小弦数。宜清肺润燥方法。如清燥救肺汤（桑叶、石膏、杏仁、甘草、枇杷叶、麦冬、黑芝麻、人参易沙参、阿胶）。

经验用方：沙参4钱，天冬、麦冬各3钱，生石膏5钱，杏仁3钱，枇杷叶4钱，生海石4钱，黛蛤散（布包）4钱，梨皮2个，川贝母2钱。

5. 寒包火证

内热较重，又感外寒，壮热咳嗽，口干渴饮，阵阵恶寒，一身作痛，内热外寒，当需表里两解方法。药用麻杏石甘汤（麻黄、杏仁、甘草、石膏）。

经验用方：麻黄5分（或易苏叶2钱），杏仁3钱，生石膏6钱，生甘草4钱，芦根5钱。

二、内伤咳嗽

1. 肺阴不足

咳嗽日期较长，两颧发红（下午重），干咳少痰，或痰中带血，喉干嘶哑，形体削瘦，夜间口干，五心烦热，烦躁梦多，舌红且干，脉象细弦小数。用养阴润肺方法。药如百合固金汤（生地黄、元参、川贝母、桔梗、麦门冬、生白芍）。阴虚骨蒸潮热较重时，加银柴胡，地骨皮，炙鳖甲等。

经验用方：银柴胡3钱，白芍4钱，炙鳖甲4钱，地骨皮4钱，川贝母3钱，沙参4钱，天冬、麦冬各3钱，知母2钱。

2. 内热阴伤

血虚木郁已久，阴分早伤，阴虚则阳亢，阳亢则化火，灼阴心烦，干咳无痰，舌红便干，脉多细数。内热阴伤，清虚热、养肺阴，肃降止咳。

经验用方：前胡2钱，柴胡3钱，沙参4钱，生石膏4钱，天花粉4钱，川贝母3钱，白芍4钱，石斛4钱，知母2钱。

3. 肺阳不足、脾气也虚

肺阳不足，面色萎黄，食少便溏，中脘闷满，短气乏力，脉象虚微。舌旁边有齿痕滑润液多，用补中益气汤法。肾气不足时加都气丸或用钟乳补肺汤（人参、钟乳石、麦冬、五味子、款冬花、紫菀、桑白皮、桂枝、白石英、糯米、大枣、生姜）。

经验用方：黄芪4钱，党参4钱，白术4钱，陈皮3钱，柴胡2钱，半夏曲4钱，生牡蛎5钱，诃子肉5钱，五味子3钱，钟乳石4钱。

4. 中阳不运，水饮上犯

脾主运化，肺主布津，中阳虚，脾肺失灵，水饮不化，上泛于肺，成为水饮。病程长，朝暮重，痰白稀，脉沉细，肢体畏寒，舌胖润苔白滑。用温肺化饮方法。小青龙汤或苓桂术甘汤。

经验用方：干姜2钱，桂枝2钱，麻黄1钱，白芍4钱，甘草1钱，细辛1钱，半夏曲4钱，五味子3钱，茯苓5钱，生牡蛎1两。

喘　哮

呼吸急促，甚则张口抬肩谓之喘；喉间有声，哮鸣音明显谓之哮。哮证多兼喘，而喘证不一定会兼哮。冷哮多属肺中有寒。热哮多为膈上有热。"实喘者，邪气实也，虚喘者，元气虚也。"

叶天士认为："在肺为实，在肾为虚"。实为经验之谈。

一、喘证

1. 实喘

（1）风寒

风寒之邪，皮毛受病，内合于肺，肺气失职，胸满喘咳，甚则汗出，头痛恶寒，痰多稀薄，发热不渴，周身酸痛，舌白苔腻，脉象浮紧，风寒束表，肺气不宣，疏解表邪，肃降定喘，小青龙汤加减。内有热者原方加生石膏。

经验用方：麻黄 5 分，桂枝 1 钱五分，杏仁 3 钱，半夏 3 钱，苏梗、苏子各 2 钱。

（2）风热

风热上迫于肺，肺失肃降，喘满痰多，舌白口渴，两脉滑数，阵阵寒热。疏其表邪，兼以肃降。用麻杏石甘汤法。

经验用方：苏叶 2 钱，苏子 3 钱，前胡 2 钱，杏仁 3 钱，生甘草 1 钱，生石膏 4 钱。

（3）燥热

由于燥热上迫于肺，咽痛口渴，喘而烦热，痰多稠黏，溲黄便结，咳喘胸痛，舌红苔白且干，脉象滑数。用泻白散加沙参、麦冬、玉竹、知母以泻燥热。

（4）痰湿

湿痰素盛，消化欠佳，胸膈满闷，大便不畅，苔垢且厚，脉象濡滑略弦，肃降化痰，以定其喘。方如三子养亲汤（苏子 3 钱、莱菔子 3 钱、白芥子 2 钱）。

若肺家实热，胸膈满闷，喉中痰多，脉滑有力，且体质强壮，可用泻肺行痰方法。加葶苈大枣泻肺汤（葶苈子、大枣）。

经验用方：苏子 3 钱，莱菔子 3 钱，白芥子 1 钱半，甜葶苈

2 钱，大红枣 5 枚，冬瓜子 1 两。

（5）痰热

胸闷痰热胶固，风寒留恋未清，气喘声重，舌苔垢厚、质红、溲黄口干。脉象滑数略有浮象。宜用降气化痰方法。用定喘汤（白果、麻黄、款冬花、半夏、桑白皮、苏子、杏仁、黄芩、甘草）。

若下虚上实时可用苏子降气汤（苏子、半夏、橘皮、前胡、厚朴、甘草、肉桂、当归）。

经验用方：苏子 3 钱，半夏 3 钱，陈皮 3 钱，杏仁 3 钱，黄芩 4 钱，前胡 2 钱，款冬花 3 钱，生海石 4 钱，生蛤壳 1 两。

2. 虚喘

（1）肺虚

素体阳虚，肺气不足，呼吸短促，言语无力，提不能升，咽不能降，跗肿肢冷，咽喉不利，舌胖嫩腻，脉象微弱。补肺益气，以定虚喘。用生脉散（人参、麦冬、五味子）。

经验用方：人参 1 钱（或党参 4 钱）、麦门冬 3 钱、五味子 3 钱，诃子肉 3 钱，芡实米 4 钱，茯苓 4 钱。肺虚有热时，可减人参改用沙参 1 两（西洋参 3 钱口含）加黄芩 3 钱，知母 2 钱。

（2）肾虚

久喘肾气失于摄纳，动则气不接续，腰痛乏力，喘咳咽痛，手足心热，脉微细而无力，舌红口干体胖有齿痕。肾不纳气，肺气也虚。摄纳肾气，从本治病。用人参蛤蚧散，或人参胡桃汤。若阴虚为主用都气丸（六味地黄丸加五味子）。

经验用方：党参 2 钱，熟地 5 钱，茯苓 5 钱，五味子 3 钱，芡实米 5 钱，诃子肉 3 钱，胡桃肉 3 钱，生牡蛎 1 钱，白芍 8 钱。

黑锡丹 1 钱分服。如有热时减党参改沙参 1 钱，熟地改生地。

二、哮证

1. 寒哮

寒痰渍肺，气道受阻，喘息频作，喉中哮鸣，痰稀多呈泡沫，胸中满闷不畅，面青肢冷，喜饮热汤，舌白滑润，脉象力弱。温寒化饮，以定喘哮。射干麻黄汤加减（射干、麻黄、细辛、紫菀、款冬花、法半夏、五味子、生姜、大枣）。或结合水饮咳嗽之小青龙汤方加减。

2. 热哮

痰热犯肺，气道不利，呼吸急促，喉中哮鸣，痰黄黏稠，溲黄便干，舌苔多黄腻，脉多滑数。当用宣肺化痰，降逆定哮。可用越婢加半夏汤（麻黄、半夏、生石膏、甘草、生姜、大枣）。

可参考痰热化火之喘证治之。

泄 泻

大便次数增多且稀泻腹中不适谓之泄泻。古代文献名目繁多，以脏器定名，如"胃泻"、"脾泻"、"小肠泻"。有从泻势形态定名，如"濡泻"、"溏泻"、"飧泻"、"滑泻"。也有从病因分类者，如"寒泻"、"火泻"、"暑泻"、"食泻"、"痰泻"。我们从临床症状上可分为两大类。暴泻与久泻。

一、暴泄

1. 风寒

风邪束表，寒邪克脾，头痛寒热，腹痛肠鸣（切痛），喜按喜温，初期不渴，便多稀水，小溲清长，舌白苔腻，脉象浮紧或沉紧。当用疏解表邪，温寒拈痛。方如藿香正气散之类。

经验用方：藿香叶 3 钱（后下），葛根 2 钱，厚朴 2 钱，白芷 2 钱，炮姜 1 钱半，炒官桂 1 钱半，木香 2 钱，灶心土 1 两。

2. 寒湿

湿阻于胃，寒邪伤脾，胸脘闷满，四肢乏力，肠鸣漉漉，腹痛绵绵，得暖则舒，大便多水，后坠不畅，舌白滑润，口不渴饮，脉象濡软且缓，治宜温寒祛痛，化湿止泻。可用理中汤。

经验用方：苏叶 2 钱，藿香（后下）2 钱，桂枝 2 钱，炮姜 4 钱，苍术 2 钱，茯苓 5 钱，灶心土 1 两。

3. 湿热

夏秋之间，湿热交阻，脾胃失和，腹痛即泻，便色黄褐，状如稠粥，肛门灼热，略有下坠，小溲短赤，口竭欲饮，舌苔黄腻，脉象濡滑数。甚则濡软滑数。可用芳香化湿，苦泻折热。方如藿香正气散加葛根芩连汤。

经验用方：苏叶 2 钱，藿梗 3 钱，葛根 3 钱，黄芩 4 钱，马尾连 3 钱，木香 2 钱，川厚朴 2 钱，滑石 3 钱。

4. 火泻

泄泻特点，腹中绞痛一阵，即泻一阵，发热口干引饮思凉，心烦恶心，肛门灼热，小溲赤热，便势急迫，气味恶臭，舌红且干，脉必急数，苦泻坚阴，以止其泻。如葛根芩连汤加味。

经验用方：葛根 3 钱，黄芩 4 钱，马尾连 4 钱，川柏 3 钱，灶心土 1 两，甘草 1 钱。

5. 食泻

脘腹饱满，嗳腐吞酸，泻下恶臭，矢气难闻，腹痛即泻，泻则痛胀皆减，舌多黄腻根厚，脉象滑实，两关明显，轻则消导，重则导滞。用木香槟榔丸或保和丸。

经验用方：葛根 2 钱，马尾连 2 钱，焦三仙各 3 钱，木香 2 钱，槟榔 3 钱，青陈皮各 2 钱，黄柏 2 钱，鸡内金 3 钱。重则加入大黄末少许冲服。

二、久泄

1. 肝木乘脾

情志抑郁，脾胃受尅，升降失和，腹泻时作，舌红口干，脉象弦数，病症时轻时重，甚则晨起即泻，腹中绞痛，泻热较猛，其量不多。泻其肝热，缓其腹泻。痛泻要方加减（陈皮、白芍、防风、白术）。

经验用方：荆穗炭 3 钱，防风 2 钱，马尾连 3 钱，黄芩 3 钱，白芍 4 钱，陈皮 2 钱，灶心土 1 两，冬瓜皮 1 两。

2. 湿阻脾阳，升力受阻

中焦阳气不足，脾胃运化失职，脘闷不舒，气分不畅，大便次数较多，舌白滑润，脉象沉濡，两关尺力弱，病已日久。用升阳化湿，以运中焦。方用升阳除湿汤（苍术、羌活、防风、升麻、柴胡、炙甘草、神曲、猪苓、泽泻、陈皮、麦芽）。

经验用方：羌活 2 钱，防风 2 钱，升麻 2 钱，桂枝 2 钱，炮姜 2 钱，茯苓 4 钱，苍术、白术各 1 钱五分，灶心土 1 两，炒官桂 1 钱五分。

3. 脾胃虚寒

素嗜寒凉油重或泄泻日久不愈，面色萎黄，胃不思纳，食后脘腹胀满，四肢清冷不温，神倦疲乏，泻下稀、淡、完谷，舌胖润淡，脉沉弱无力。益气补中，升阳止泻。如香砂六君子汤（木香、砂仁、党参、茯苓、陈皮、半夏、白术、炙甘草）。

经验用方：党参 4 钱，白术 4 钱，茯苓 4 钱，陈皮 2 钱，半夏 4 钱，扁豆 4 钱，薏苡仁 4 钱，大红枣 15 枚，升麻 1 钱。

4. 久泻滑脱

高年体弱，久泻不止，脱肛少腹隐痛，元气大陷，动则气短，泻后两目昏花，舌淡白润，脉沉微濡迟，屡服补中益气之后，效不巩固，可用升阳温涩、益气扶脾。真人养脏汤之类（人参、白术、当归、白芍、甘草、木香、肉桂、肉蔻、诃子肉、罂粟壳）。

经验用方：升麻 2 钱，黄芪 5 钱，党参 5 钱，白术 4 钱，茯苓 1 两，白扁豆 1 两，陈皮 4 钱，山药 1 两，灶心土 2 两，诃子肉 3 钱。

眩　晕

即头晕眼花之意。往往并见于各种疾病之中：《内经》记载"诸风掉眩，皆属于肝"。张仲景《金匮要略》说："心下有痰饮，胸胁支满，目眩"。朱丹溪认为："无痰不作眩"。张景岳说："无虚不作眩"。当然，眩晕的原因很多，仍需辨证观脉仔细治疗。

一、外感六淫之邪

1. 新感：参考风寒、风湿。

2. 暑湿

暑热蕴蓄，上蒸清窍，（头目为清窍），湿阻不化，三焦不利，清阳不能上升，浊气郁阻不降，头目眩晕，甚则作呕，舌白滑腻，脉象濡滑略数。芳香化湿，以利三焦，苦甘泻热，以定眩晕。桑菊饮加藿香、佩兰、晚蚕砂。

经验用方：晚蚕砂 4 钱，白蒺藜 3 钱，菊花 3 钱，荆穗炭 3 钱，马尾连 3 钱，黄芩 4 钱，佩兰叶 4 钱（后下），藿香 2 钱（后下），竹叶 2 钱。

二、内伤眩晕

1. 肝阳上亢，肝火内动

肝阴不足，肝阳上亢，亢则化火，火必炎上，头晕目花，心烦易怒，肝主少阳故阵阵寒热，肝走两胁，故胸胁苦满作痛，脉多弦滑且数，按之有力，用清肝热、泻胆火以定眩晕。丹栀逍遥散加甘菊、晚蚕砂、钩藤等。火热上冲重时，耳鸣作响，眩晕较重，当加泻热平肝药物。如羚羊角、龙胆草、珍珠母之类。

经验用方：白蒺藜 3 钱，晚蚕砂 4 钱，菊花 4 钱，钩藤 4 钱，山栀 2 钱，苦丁茶 3 钱，柴胡 3 钱，黄芩 4 钱，川楝子 4 钱，生石决明 1 两。

2. 痰浊中阻，清阳不升

嗜好肥甘，痰浊不化，胸脘痞满，恶心欲吐，前额胀闷，心悸头眩，脉多濡滑，舌苔白腻，当用清化痰浊方法。如半夏白术天麻汤。若心烦易怒，脉象弦滑，此属痰火，当用二陈汤加柴胡、黄芩、川楝子之类。

经验用方：明天麻 3 钱，胆南星 3 钱，土炒白术 2 钱，半夏曲 4 钱，陈皮 3 钱，川楝子 4 钱，黄芩 4 钱，柴胡 2 钱，重者加龙胆草 2 钱。

3. 肾虚眩晕

由于肾精亏损，下元不足，下虚则上实，脑为髓海，肾家主之，故头脑眩晕，腰膝酸软，遗精耳鸣，填补下元，治在肝肾。脉多两尺无力，舌光质红。杞菊地黄丸方。

经验用方：沙蒺藜 8 钱，旱莲草 4 钱，女贞子 4 钱，枸杞子 4 钱，芡实米 4 钱，熟地黄 5 钱，茯苓 4 钱，牡蛎 8 钱。

4. 气血亏之眩晕

素体血虚气弱，面色萎黄无华，头发干枯，指甲不荣，唇淡苔润，心悸失眠，脉象细弱无力，月事色淡衰少，气血不足之象，用益气补虚方法。八珍汤。

经验用方：黄芪 4 钱，党参 3 钱，旱莲草 3 钱，女贞子 3 钱，当归 4 钱，生地 4 钱，生牡蛎 5 钱。

5. 中气不足，清阳不升

老年中阳不足，面色萎黄，心悸气短，动则乏力，胃纳不佳，时时眩晕，脉虚大无力，用益气补中方法。宗补中益气汤。

经验用方：炙黄芪 1 两，党参 3 钱，白术 3 钱，茯苓 4 钱，炙甘草 1 钱，升麻 1 钱，柴胡 2 钱，当归 3 钱，山药 1 两，芡实 5 钱，胡桃肉 4 钱。

痹　症

痹者闭也，是阻塞不通的意思。痹证是指外邪侵袭，痹阻络脉，而致周身关节肌肉疼痛、肿大，重着一类的疾患。

《内经》风寒湿三气杂至合而为痹，风气胜者为行痹，寒气胜者为痛痹，湿气胜者为着痹。又有从筋、骨、脉、肌、皮分为五痹。这是从风寒湿邪中人浅深的位置而定的。

一、辨证论治

1. 行痹

肢体酸痛，痛无定处，游走不定，甚则关节肿痛，舌苔多白腻滑润，脉象浮数（或浮紧、浮缓），祛风散寒化湿通络方法。如防风汤（防风、当归、赤苓、杏仁、黄芩、秦艽、葛根、羌活、桂枝、甘草、生姜）。

经验用方：羌活、独活各 3 钱，桂枝 3 钱，当归 3 钱，防风 2 钱，秦艽 2 钱，葛根 3 钱，桑枝 1 两，细辛 1 钱。

大医精诚万世师表

2. 痛痹

以关节疼痛为主，得热则舒，遇冷加剧，皮肤不红，触之不热，舌白滑，脉弦紧，溲清长、便溏薄，以散寒祛湿、疏风拮痛方法，药如乌头汤（麻黄、芍药、黄芪、甘草、川乌）。

经验用方：麻黄1钱，桂枝3钱，川乌、草乌各1钱，细辛1钱，羌活、独活各1钱，川芎3钱，红花2钱。

3. 着痹

肌肤麻木不仁，肢体关节重着，肿痛，痛处固定不移，舌白滑润，脉象沉濡且缓，祛风活络，除湿缓痛，用薏苡仁汤（薏苡仁、芍药、当归、麻黄、桂枝、苍术、甘草、生姜）。

经验用方：麻黄1钱，桂枝2钱，防风2钱，苍术、白术各4钱，茯苓1两，炒薏苡仁1两，干姜1钱，桃仁泥3钱。

4. 热痹

关节红肿热痛，得冷则舒，身热心烦，时或憎寒，甚则壮热口干，关节红肿灼热加剧，痛不可近，舌质红，苔糙厚，舌尖红起刺，脉象弦滑而数。轻时可用疏风清热为主，如桂枝白虎汤（石膏、知母、粳米、甘草、桂枝）。或桂枝芍药知母汤（桂枝、芍药、知母、甘草、麻黄、附子、防风、白术、生姜）。

热入血分，病势较重时，用千金犀角散（犀角、羚羊角、前胡、黄芩、栀子、大黄、升麻、射干、豆豉）。

经验用方：桂枝1钱，荆芥2钱，赤芍、白芍各3钱，知母2钱，防风1钱，苍术1钱，石楠藤5钱，丝瓜络3钱，桑枝1两，大黄粉3分（冲）。

5. 关节变形

（类风湿）关节肿痛日久，没有吸收恢复正常，此气血运行不畅，血凝脉络，痰浊阻络，气分不通，故变形且痛，遇冷更重，当以祛瘀化痰方法。如南星、半夏、白芥子、猪牙皂、桃仁、红花；甚则加用虫类药物，以搜剔络道，如蜣螂、全蝎、山甲、蜂房、蛴螬之类，但不要多，防伤其正。总宜考虑到胃肠消化部分，李东垣认为九窍不和，全在于胃。若久病体弱，酌情加生黄芪等，以助正推邪。

6. 久病络脉失养

痹证日久，络脉不和，久则正气渐虚，气血不足，营虚肌肉失养，卫虚皮肤枯涩，肌肉萎缩削瘦，手足无力，可用养血活络方法，如黄芪桂枝五物汤（黄芪、桂枝、白芍、生姜、大枣）。

若肝肾久亏，筋骨乏力，行动日渐艰难，甚则导致残废，可考虑三痹汤之类（地黄、芍药、杜仲、牛膝、续断、当归、川芎、人参、黄芪、茯苓、甘草、防风、独活、桂心、细辛、秦艽、生姜、大枣）。

经验用方：桂枝2钱，黄芪5钱，党参3钱，独活2钱，川芎2钱，当归3钱，赤芍4钱，熟地4钱，牛膝2钱，杜仲4钱。

二、痿证与痹证的鉴别

临床上痹证与痿证多易混淆，痹证以痛为主，由于风寒湿所致，痿证则不痛，以痿软无力为主。"肺热叶焦，发为痿躄"，是因湿郁蕴热，筋脉受损，难于支持，行成痿软无力（"湿热不攘，大筋软短，小筋弛长，软短为拘，弛长为痿"）。

治疗痿证，早期以清化湿热为主（清热、利湿、通阳），晚期再加上调养气血，活络祛湿药物，《内经》"治痿独取阳明"。阳明为多气多血之经，痿是邪耗气血，所以用治阳明方法。

痹证以痛为主，属风寒湿热，早期以祛风化湿活络折热；拖延日久，正气不足，当以养血活络，益气化湿。

三、痹证的常用药物

风胜疏散、寒多温经、湿当用燥、热则宜清、虚则当养、滞则宜通。

1. 风寒——麻黄、桂枝、羌活、独活、细辛、秦艽。

2. 风——荆穗、防风、白芷、秦艽、大豆卷。

3. 寒——川乌、草乌、附子、干姜、虎骨。

4. 湿——杏仁、蔻仁、苡仁、赤苓、苍术、通草、猪苓。

5. 热——金银花、连翘、石膏、知母、黄柏、山栀、木瓜、晚蚕砂、钩藤。

6. 痰湿——猪牙皂、皂角、白芥子、莱菔子、苏子、冬瓜子、远志、竹沥、半夏、橘红。

7. 血分——晚期以活血为主,用四物汤加活血之品,如红花、桃仁、杏仁、姜黄、桑枝、丝瓜络、天仙藤、海风藤。

8. 上肢——桂枝、羌活、麻黄、防风、威灵仙。

9. 下肢——独活、牛膝、防己、萆薢、木瓜、木通。

10. 久病——气虚用四君,血虚当四物。

11. 鹤膝风——防风汤:防风、当归、赤苓、杏仁、黄芩、秦艽、葛根、羌活、桂枝、甘草、生姜。

12. 一般可用通络药物:丝瓜络、石楠藤、桑枝、追地风、千年健、络石藤、海风藤、天仙藤等。

痿　　证

是指筋脉弛缓手足痿软无力,或只是两足痿弱,不能站立。这与周身关节作痛的痹证迥然不同。

《素问·痿论》里说:"肺热叶焦,发为痿躄"。并指出五脏气热，都可以伤其所主，各自为痿。所以有筋、骨、脉、肌、皮五痿之称。湿热浸淫也能导致本病，所以在内经里记载："湿热不攘，大筋软短，小筋弛长，软短为拘，弛长为痿"。内经里又说："治痿独取阳明"。这是说：阳明为多气多血之腑，阳明为宗筋之长，阳明虚则宗筋纵，宗筋纵则不能束骨而利机关，故足痿不能用也。

一、肺热熏灼，阴分大伤

多发生在温病之后，阴分大伤，心烦口渴，咳呛喉干，溲赤便结，舌红苔黄，脉象细数或濡滑数。治宜清热润燥法。用门冬清肺饮减人参、黄芪（紫菀、白芍、甘草、麦门冬、当归、五味子）。

经验用方：百合4钱，玉竹4钱，麦冬3钱，沙参4钱，杏仁3钱，花粉4钱，防风2钱，木瓜4钱，山栀2钱。

二、湿热互阻

外因雨湿浸淫，或湿热蕴郁不化，络脉失和，胸脘痞闷，身重面黄，小溲赤热，四肢痿软无力。脉象沉软略数，舌白苔黄，可用加味二妙散（黄柏、苍术、当归、牛膝、防己、萆薢、龟板）。

经验用方：苍术2钱，黄柏4钱，防风3钱，防己4钱，丝瓜络3钱，萆薢4钱，桑枝1两，焦三仙各3钱，桃仁、杏仁各2钱。

三、肝肾不足，湿郁不化

素体肝肾不足，腰脊经常酸痛，遗精早泄，头晕目眩，虚热枯萎，舌红口干，脉象细数，可用填精益髓方法。六味地黄丸之类。日久阳气又虚时，可用虎潜丸（虎骨、龟板、黄柏、知母、熟地、牛膝、白芍、锁阳、当归、陈皮、干姜、羯羊肉）。

经验用方：荆穗炭3钱，防风2钱，生白术3钱，黄柏2钱，赤白芍各3钱，芡实米8钱，桑寄生8钱，石楠藤5钱，熟地5钱，破故纸4钱。

四、久病气血双亏，筋骨痿软无力

由于气血不足，或病后产后体质又弱，血虚经络失养，阴虚相火内炽，血液循环欠畅，久则筋骨痿软，下肢尤甚，脉象涩滞不畅，或沉细带弦，按之无力，略有数象，舌白质略红。用养气血、活经络、化湿祛痰。如二妙四物汤或二妙六君汤。

经验用方：早服十全大补丸每日3～6钱。晚服知柏八味丸加牛膝2钱，杜仲4钱，龟板4钱，萆薢4钱，防风、防己各3钱。

痢　疾

痢疾是夏秋间常见急性传染病之一，它以腹痛、里急后重、大便赤白带有脓血为主要症状。发生的原因多由热郁湿蒸，因热求凉，过食生冷，饮食停滞，不得宣通，遂成痢疾。古人认为："无积不化痢"。又说："痢无补法"。这全是说明痢疾与积滞有关，所以说无补法。

痢疾的治疗，在暑湿蕴热阶段，当以疏解化湿为务，俟表解湿化热自清矣，古人以"逆流挽舟"方法。若赤白兼下，里急后重，当分清气血，所谓"血行则便脓自愈"，"调气则后重自除"。若舌苔黄厚，腹痛拒按，内有积滞，可与清导，如木香槟榔丸、枳实导滞丸。久痢体弱，气血遂虚，再考虑养的方面。

一、湿热痢

暑热夹湿，互阻不化，头晕身热，腹痛里急，滞下不爽，后重且坠，便下赤白脓血、阵阵恶寒，舌多白腻，胸脘闷满，脉多滑数。

1. 初起表邪较重，寒热头痛体痛时，滞下较轻，舌白且腻时，当以疏表化湿为主，清化湿热为辅。可用荆防败毒散减人参。

经验用方：葛根3钱，荆芥炭3钱，防风2钱，羌独活各1.5钱，黄芩3钱，马尾连3钱，焦三仙各3钱。

2. 偏于热重时，寒热较轻，烦热口干，滞下较重，小溲色黄，舌白浮黄，脉象数势较重，可用清化湿热方法。用葛根芩连汤。

经验用方：葛根3钱，黄芩4钱，马尾连3钱，生甘草2钱，木香2钱，焦三仙各3钱。

3. 表邪已罢，湿热积滞，互阻不化，腹痛里急较重，便有脓血，舌红苔黄根厚，脉象弦滑且数。可用苦温化湿，消导积滞。方如芍药汤（赤白芍、黄芩、当归、肉桂、甘草、槟榔、木香、大黄）。

经验用方：赤白芍各3钱，炒官桂1.5钱，葛根2钱，黄芩4钱，黄连2钱，木香2钱，槟榔3钱，大黄末8分（冲）。

4. 湿热积滞，深入血分，下利脓血，赤多白少，腹痛后重，小溲赤热，舌红口干，脉象弦滑急数。用升降分化，苦坚泻热法，方如白头翁汤。

经验用方：葛根3钱、黄芩3钱、马尾连3钱、白头翁4钱、黄柏2钱，秦皮3钱，金银花1两，地榆4钱，防风2钱。

5. 热痢较重，湿热灼阴，形体削瘦，干呕不止，噤口重症，舌绛少津，脉象细数，首先输液增阴，再予甘寒育阴，苦泻折热。可用开噤散易人参为沙参（沙参、黄连、石菖蒲、丹参、石莲子、茯苓、陈皮、冬瓜皮、陈米、荷叶蒂）。

经验用方：沙参 5 钱，麦冬 4 钱，赤芍 4 钱，冬瓜皮 1 两，黄连 2 钱，白头翁 4 钱。金银花 1 两，另用米汤牛奶代饮，补充营养。

二、湿寒痢

素体下焦虚寒，或暑天过食寒凉，脾胃阳气受遏，升力不足，寒湿留而不化，下痢白多赤少，里急后重，腹痛绵绵不休，得暖则痛势少缓，舌白苔腻，脉象沉濡，面色萎黄，周身无力，湿久寒生，凝聚不化，当用香运化湿方法，如不换金正气散（苍术、川厚朴、陈皮、炙甘草、半夏、藿香、生姜、大枣）。

经验用方：苏叶梗各 2 钱，苍术 2 钱，厚朴 2 钱，炮姜 2 钱，炒官桂 2 钱，木香 2 钱，桂枝 2 钱。

三、久痢

痢疾经久不愈，正气大伤，滞热未清，脾胃升降失和，早期可能为滞热不清，饮食不慎，脾胃运化难以恢复，理当升降分化，疏调肠胃。以香砂枳术合保和丸化裁。

经验用方：葛根 2 钱，升麻 2 钱，木香 2 钱，砂仁 4 钱，枳壳 3 钱，焦白术 3 钱，焦三仙各 3 钱，炒官桂 1 钱，炮姜 1 钱。

若日久正气渐虚，脾胃难以运化，升力不足，可以扶脾升阳为务，少佐补正。如香砂六君子之类。

经验用方：升麻 3 钱，柴胡 2 钱，葛根 2 钱，木香 2 钱，砂仁2钱，党参2钱，茯苓4钱，白术3钱，炙甘草1钱，山药1两，冬瓜皮1两。

若属高年久病，正气难以恢复，便则滑脱，两目发花，甚则脱肛，四肢冰冷，脉沉细迟，舌胖白淡，可用温养升涩方法。如真人养脏汤（诃子、罂粟壳、肉豆蔻、当归、白术、白芍、党参、木香、官桂、炙甘草）。

经验用方：升麻3钱，党参4钱，苍术、白术各5钱，炮姜2钱，炒官桂3钱，干姜2钱，淡附片3钱，诃子肉4钱，芡实米1两，茯苓1两。

痰　饮

痰为稠黏之饮，饮为清稀之痰，这全是过于饮水，不能正常消化的一种病。前人认为：痰属阳多热；饮属阴多湿。痰与饮同出一源，本同标异。兹分痰与饮两方面讨论如下：

一、痰

1. 风痰

痰湿内蕴，风邪外袭，胸胁满闷，时或烦躁，咳嗽痰清，多是泡沫，便秘溺涩，面色发青，肝经风热，痰湿互阻，舌白苔腻，脉象弦滑。用宣肃化痰方法。如千缗汤（半夏、皂角、炙甘草、姜）。

经验用方：前胡2钱，浙贝母4钱，紫菀2钱，杏仁2钱，陈皮3钱，半夏3钱，南星3钱，钩藤4钱。

2. 热痰

肺热蕴郁已久，心烦口干思凉，面赤唇焦，烦热汗出，咳嗽痰稠成块，舌绛苔黄根厚，脉洪滑数，便干溲红，苦泻其热，肃降化痰。宗凉膈散法。

经验用方：黄芩 4 钱，栀子 3 钱，前胡 2 钱，生石膏 8 钱，杏仁 4 钱，莱菔子 4 钱，冬瓜子 1 两，瓜蒌 1 两，大黄 2 钱，芦根 1 两。

3. 燥痰

阴虚热盛之体，痰火蕴郁日多，肺阴受灼，气分粗促，痰白如块，胶黏如米粒，舌瘦质红尖绛，脉象细弦小数，清燥救肺方法。

经验用方：沙参 5 钱，麦门冬 4 钱，生桑皮 4 钱，地骨皮 4 钱，玉竹 3 钱，生海石 4 钱，黛蛤散 4 钱（布包），旋覆花 3 钱（布包），风化硝 7 分（冲），瓜蒌霜 6 钱（布包）。

4. 湿痰

体肥面白，湿邪素盛，肢体沉重，嗜卧乏力，脘腹胀满，咳嗽朝暮为甚，舌白苔腻，脉象滑濡，湿痰已久，清肃化湿方法。橘半枳术丸方。

经验用方：苏梗 3 钱，半夏 3 钱，橘皮 3 钱，枳壳 3 钱，白术 2 钱，远志 4 钱，茯苓 4 钱，炙甘草 1 钱。

5. 寒痰

中阳不足，命火热微，火不生土，水湿不化，面色黧黑，脉象沉迟，心虚恐惧，痰稀或黑，味咸舌润，用温阳化饮方法。苓桂术甘加肉桂、附子。

若肾虚水泛为痰，可用八味丸。

经验用方：茯苓 1 两，桂枝 3 钱，白术 4 钱，甘草 3 钱，肉桂 1 钱，淡吴茱萸 3 钱，淡附片 3 钱。

二、饮

水饮停留，积而不化，下流肠间，名曰痰饮，旁流胁下为悬饮，淫溢四肢为溢饮，上停胸膈为支饮。

1. 痰饮

水停不化，阳气不足，水走肠间，沥沥有声，故胸胁支满，目眩，气分短促，可用温阳化饮方法。舌白滑润，脉见沉弦或沉缓滑。苓桂术甘汤为治。

经验用方：茯苓 1 两，桂枝 3 钱，白术 4 钱，炙甘草 3 钱，半夏 3 钱，陈皮 3 钱。

2. 悬饮

水在胸胁之内，如物悬挂，故呼吸咳唾都能引起胁下疼痛，脉沉弦，可用攻饮方法。

十枣汤（芫花、甘遂、大戟、大枣）。

经验用方：旋覆花 3 钱，苏子 3 钱，莱菔子 3 钱，白芥子 1 钱，芫花炭 1 钱，当归须钱半，乳香 1 钱。

3. 溢饮

饮水流行，归于四肢，当汗出而不汗出，身体疼重，此属水饮泛滥，寒邪外束，闭其孔窍，故当用汗泄。如大小青龙汤主之（内外俱寒者小青龙汤。外寒内热者大青龙汤）。

经验用方：①（内外俱寒）麻黄 1 钱，桂枝 2 钱，杏仁 3 钱，炙甘草 1 钱，干姜 1 钱，白芍 3 钱，细辛 1 钱，半夏 3 钱，五味子 1 钱。②（外寒里热）桂枝 3 钱，麻黄 1 钱，杏仁 3 钱，炙甘草 1 钱，生石膏 1 两，生姜 1 钱，大枣 3 枚。

4. 支饮

水饮停留，支撑不化，停积心下，支乘于肺，可用温散水饮方法。如小青龙汤合葶苈大枣泻肺汤化裁。

经验用方：苏叶子各 1 钱半，杏仁 3 钱，前胡 2 钱，半夏 3 钱，细辛 1 钱，五味子 1 钱，甜葶苈 1 钱。

赵绍琴内科精要

大医精诚万世师表

血　证

　　血液不循常道而溢于体外称为血证。血为水谷之精气，运行经脉之中环周不息，若妄行于上，则口、鼻、耳、目出血；流注于下则便溺带血。血属阴非阳气不能运，气为血帅，血随气行。张景岳指出：动者多由于火，火盛则迫血妄行，损者多由于气，气伤则血无以存。今将吐血、衄血、便血、溺血分别讨论，不包括结核病、寄生虫病及属于外科的疾病（不包括支气管扩张、妇产科等）。

一、吐血

　　离经之血由口而出统称吐血，其血从肺而出为咳血；从胃而出为吐血；若来自咽喉为咯血。

　　1. 咳血

　　血从咳嗽而出，或痰中带血。

　　（1）外感风热，或肺有燥热

　　喉痒咳嗽，口干鼻燥，有头痛发热等症状，脉象浮数。可用苦泻疏化法，如桑杏汤（桑叶、杏仁、象贝母、沙参、栀子皮、生梨皮、香豉）。

　　经验用方：桑叶4钱，沙参4钱，杏仁3钱，栀子皮3钱，白茅根5钱，生地4钱，黄芩4钱，豆豉4钱。

　　（2）肝火犯肺

　　肺失清肃，咳嗽痰中有血，口干鼻燥，头晕、自觉灼热，舌红唇焦，夜寐梦多，脉象弦数。用平肝清热法，如四生丸加黛蛤散、黄芩、白茅根（生侧柏叶、生地、生艾叶、荷叶）。

　　经验用方：生地黄4钱，川楝子4钱，生侧柏叶3钱，干荷叶 3 钱，黛哈散 4 钱，（布包），黄芩 4 钱，白茅根 5 钱。

（3）肾阴不足，肺阴受灼

（肺结核咳血）形体瘦弱，肾阴早亏，虚火上灼，干咳无痰，日晡潮热，夜寐梦多，甚则痰中带血，舌红尖绛，脉象弦细，便干溲赤，夜间躁汗，宜滋肾阴，润心肺，退热止红。知柏地黄丸加沙参、麦冬、川贝母、款冬花、阿胶珠，酌加抗痨药物。

经验用方：生地黄 4 钱，丹皮 3 钱，山药 8 钱，茯苓 5 钱，川贝母 3 钱，麦冬 4 钱，沙参 4 钱，款冬花 3 钱，阿胶珠 4 钱。

2. 吐血：血从呕吐而出。

（1）胃中积热

由于酒食过度，胃有积热，唇红口干，嘈杂便结，胸脘闷满，舌苔垢黄且厚，脉象滑数，血从呕恶而出，甚则盈口。用清胃热，泻心火，以止其血，可用泻心汤（大黄、黄连、黄芩）。

经验用方：醋大黄 2 钱，黄芩 4 钱，竹茹 4 钱，炒栀子 3 钱，连翘 4 钱，鲜茅根 1 两，小蓟 4 钱，马尾连 3 钱。

（2）肝火乘胃

善怒心烦，胸胁苦满，夜寐梦多，每遇恼怒则烦热吐血，舌质红口干渴，脉弦数。可用清胃热，泻肝火，疏调郁结。用逍遥散加龙胆草、丹皮、焦栀子、黄芩。重者可用犀角地黄汤（犀角、地黄、白芍、丹皮）。

经验用方：柴胡 3 钱，黄芩 4 钱，川楝子 4 钱，龙胆草 2 钱，白头翁 4 钱，赤白芍各 4 钱，生地 4 钱，侧柏炭 3 钱，白茅根、芦根各 1 两。

（3）大口吐血

在临床上，我们看到的大口吐血，一般多是支气管扩张症；肝硬化晚期，胃溃疡等。我们内科医生根据具体情况进行治疗。在任何情况下，我们一定要根据脉、舌、症结合起来，切不可过于猛剂，如过寒、过止等，不利于病。

3. 咯血：一咯即出，多来自喉部。

咯血时轻时重，有时或略有咳嗽，多属肺阴不足，虚火上炎之象，舌质红，口干、脉细数。一般属于上焦火热之时（包括咽炎、喉炎及心肺之热），舌红脉数。可用清疏上焦之热。桑菊饮加减。

经验用方：川贝母 3 钱，麦门冬 4 钱，沙参 4 钱，丹皮 2 钱，藕节 3 钱，茅根 5 钱，竹茹 4 钱，仙鹤草 3 钱。

二、衄血

衄血一般是指鼻衄，齿衄而言，在中医书中也包括了耳衄、舌衄、肌衄等。

1. 鼻衄

（1）肺热过盛

体质阴虚肺热，或风热上扰，热入血分，鼻燥口渴，大便干结，头痛咳嗽，时或恶风，舌红且干，脉象细数或浮数，可按照上焦风热扰于血分，用辛凉清解方法。桑菊饮加茅根、小蓟等。

经验用方：桑叶 4 钱，菊花 3 钱，黄芩 3 钱，薄荷 1 钱（后下），竹叶 2 钱，茅根 1 两，小蓟 4 钱，焦栀子 3 钱。

（2）胃热上蒸

素嗜肥甘，饮酒过度，胃热蕴久，口干鼻燥，脘腹胀满，口臭便结，夜寐不安，溲赤痰多，舌苔黄厚，两脉滑数。清胃热，化积滞，凉血止红。如玉女煎加味（地黄、麦冬、知母、石膏、牛膝）。加焦三仙，槟榔，黄芩等。

经验用方：生石膏 2 钱，牛膝 3 钱，地黄 4 钱，黄芩 4 钱，大黄 1 钱，麦冬 4 钱，知母 2 钱，焦四仙各 3 钱。

（3）肝火上扰（包括高血压）

肾阴不足，水不涵木，肝热化火，迫于血分，发为鼻衄，心烦梦多，头目眩晕，口干善怒，脉象弦数，舌红溲赤，癸事色深有块，宜清肝热，凉血分，求其衄止。龙胆泻肝汤加元参，川楝子，醋炒大黄，黛蛤散。

经验用方：川楝子4钱，龙胆草3钱，醋炒大黄1钱，栀子2钱，黄芩4钱，丹皮3钱，黛蛤散（布包）4钱，茅根5钱。

2. 齿衄：从牙缝渗血为主。

（1）胃火上升

胃火上升，血随火动，发为齿衄，齿龈红肿疼痛，衄血鲜红，口干味臭，溲红便结，舌苔黄质红，脉象滑数。用清胃降火，凉营止衄。玉女煎加减（石膏、地黄、麦冬、知母、牛膝）。

经验用方：生石膏4钱，知母2钱，生地4钱，牛膝2钱，茜草3钱，黄芩4钱，醋大黄2钱。

（2）肾阴不足，虚火上浮：

齿为骨之余，肾家主之，肾阴不足，虚火上浮，齿龈红，牙微动痛，衄血心烦，脉象细数，舌红且干，宜滋肾水，以制虚火；凉血分，求其衄止。知柏八味地黄丸加减。

经验用方：细生地4钱，元参4钱，知母2钱，阿胶3钱，茜草3钱，黄芩4钱，白头翁4钱。

又有阳虚气不摄血而成之衄，从脉舌、色、症之外，一定看病史而谨慎试治，不可以猛，防其增重。

三、便血

便血是指大便下血而言，汉张仲景《金匮要略》里有远血、近血之分，后世又分成肠风脏毒，在临床治疗中，一定观察下血颜色，脉舌等再辨其虚实远近。

1. 虚寒不足

脾主统血，肝属藏血，由于血虚气弱，统摄失职，面色不华，神疲懒言，舌淡脉象细弱，下血色晦暗瘀淡，宜用归脾汤。益气补虚方法（白术、党参、黄芪、当归、炙甘草、茯神、远志、炒枣仁、木香、龙眼肉、生姜、大枣）。

经验用方：党参3钱，当归4钱，黄芪4钱，荆穗炭3钱，茯神3钱，炒枣仁4钱，苍术、白术各3钱，龙眼肉1两。

2. 湿热下注

湿热蕴郁已久，下迫大肠，下血鲜红，其势如溅，脉象濡滑且数，舌苔黄腻，宜清热凉血兼以化湿。赤豆当归散，槐花散化裁（赤小豆、全当归）（槐花、侧柏叶、炒荆芥、枳壳）。

经验用方：赤小豆4钱，全当归3钱，炒荆穗3钱，炒槐花3钱，白头翁4钱，黄芩4钱，炒地榆3钱。

3. 其他

如痔疮便血。肛裂带血。痢疾便脓血及肠内肿瘤全能发生便血的可能。应根据具体情况进行辨证治疗。

四、溺血

小便出血不痛者为溺血，痛者为血淋。《素问·气厥论》说："胞移热于膀胱，则癃溺血"。《金匮要略》里说："热在下焦者，则尿血"。这全说明尿血的成因，未有不归于热的，只是有虚火实火之分罢了。凡属暴发的多属实火，脉必数而有力。劳损虚火的，多为久发势微，脉必虚数无力。辨证细微，庶可不误。

1. 下焦有热

（1）心移热于小肠，症见心烦不得寐，舌咽作痛，脉象细弦且数，舌红口干，尖部起刺，溺血甚则尿道刺痛，可用清心凉血方法，导赤散加减（生地、木通、甘草梢、竹叶）。

经验用方：竹叶 2 钱，生甘草 3 钱，生地 4 钱，黑山栀 3 钱，干荷叶 3 钱，血琥珀末 5 分（冲）。

（2）肝火内炽，深入血分，少腹胁肋刺痛，口苦耳鸣，急躁不安，溺血甚则微痛，宜疏调肝郁，凉血止红。龙胆泻肝汤加减。

经验用方：龙胆草 2 钱，炒山栀 3 钱，黄芩 3 钱，柴胡 3 钱，生地 4 钱，丹皮 3 钱，藕节 3 钱，赤芍、白芍各 3 钱。

（3）热在下焦，小便不畅，溺血微痛，少腹作胀，舌质红绛，脉象细数，宜凉血止红方法，如小蓟饮子（小蓟、藕节、蒲黄炭、滑石、生地黄、炒栀子、竹叶、当归、甘草）。

经验用方：蒲黄炭 3 钱，荆穗炭 3 钱，小蓟 4 钱，藕节 4 钱，生地黄 5 钱，白芍 4 钱，丹皮 3 钱。

2. 脾肾两虚

（1）脾虚气陷，统摄无权，血不归经，溺血饮食减少，精神疲惫，四肢酸楚，舌肥胖边有齿痕，苔润滑且白腻，脉象虚濡无力，脾虚气陷，统摄无权，用补中益气方法。补中益气汤。

经验用方：黄芪 4 钱，肉桂 5 分（研冲），甘草 3 钱，党参 3 钱，白术 3 钱，升麻 2 钱，柴胡 3 钱，生牡蛎 1 两。

（2）肾气不固，下元虚损，形体削瘦，腰脊酸痛，肝肾不足已久，阴分大伤，脉象细弦，滋养肝肾之阴，填补不足，求其血止。六味地黄丸加减。

经验用方：熟地黄 5 钱，肉苁蓉 4 钱，山药 1 两，茯神 4 钱，芡实米 5 钱，楮实子 5 钱，杜仲 4 钱，菟丝子 4 钱，生牡蛎 5 钱。

3. 肾结核溺血

一定有结核的症状，如低热乏力，有结核史，应当做肺透视，检查血沉、尿培养、OT 试验等。治疗当以抗痨为主要任务，配合中药以减症状。

脘　痛

胃脘痛即心口窝部作痛，早期多与情志不遂有关，直接影响食欲，一定与心绞痛鉴别清楚。有时冠心病误诊为胃脘痛，是极危险的事故。长期的胃脘痛，一定做进一步检查，恐生癌变。

一、七情郁结

1. 气分不调

恼怒忧思之后，肝气郁结，横逆犯胃，胃脘时痛，胸中满闷，时或太息，有时气窜胀痛，宜疏调气机，以缓胃痛。四七汤加减（半夏、厚朴、茯苓、苏叶）。

经验用方：苏叶、苏梗各 2 钱，半夏 3 钱，陈皮 2 钱，香附 3 钱。

2. 气郁化热

由于气分郁结，久则化热，必心烦梦多，脉弦舌干，当以轻泻肝热，疏气理痛。用金铃子散（川楝子、延胡）。

经验用方：炒川楝子 3 钱，元胡粉 1 钱（冲），吴茱萸 5 分，马尾连 3 钱，香附 3 钱。

3. 热郁化火

素体肝热阴伤，经常心烦善怒，形瘦面红，口干且苦，嘈杂呕酸，喜冷畏热，苔多黄糙，脉象弦数，用苦泻折热方法，如左金丸（吴茱萸、黄连）。

经验用方：①苏梗 3 钱，旋覆花 3 钱，半夏曲 4 钱，香附 3 钱，马尾连 3 钱，吴茱萸 5 钱。②川楝子 4 钱，元胡（研冲）5 分，吴茱萸 5 分，马尾连 3 钱，生香附 3 钱，炒五灵脂 3 钱，黄芩 3 钱，柴胡 3 钱。

4. 虚热阴伤

病久阴分不足，阴虚则阳亢，亢必化火，阴虚且热，形瘦口干，心烦梦多，溲赤便干，五心灼热，舌瘦且干质红，脉象细弦滑数，宜和其阴分，泻其虚热，以缓疼痛。用一贯煎方法（沙参、麦冬、枸杞子、当归、生地、川楝子）。

经验用方：沙参 4 钱，川楝子 3 钱，麦门冬 3 钱，生香附 3 钱，炒五灵脂 3 钱，生蒲黄 3 钱，生白芍 4 钱，吴茱萸 5 分，马尾连 3 钱。

5. 血郁阻络

胃痛日久，从气分入血分，痛有定处，食后多发（瘀血），痛势如刺，甚则胃脘拒按不移，舌质绛带紫瘀斑，脉多沉涩。当以行气活血法，用失笑散（五灵脂、蒲黄）。

若肝郁气滞可加疏调气机之品，如木香、香附之类。若阴伤且热时，可加柔肝育阴之味。如白芍、当归、川楝子、枸杞子、丹参。若属气血不足时，当酌情加用益气养血药物，但不宜过猛，药味不宜过多。

经验用方：五灵脂 3 钱，生蒲黄 3 钱，川楝子 3 钱，白芍 3 钱，当归 3 钱。

二、中阳不足，脾胃虚寒

素体阳虚气弱，面色萎黄不华，四肢不温，胃脘隐痛，饥则尤甚，得食少缓，痛处喜暖喜按，漾吐清水，懒言乏力，舌胖苔腻滑润液多，脉象虚濡沉迟，每因过劳、受冷、过饥则诱发作痛，可用温养中焦方法。如黄芪建中汤（黄芪、桂枝、白芍、炙甘草、生姜、大枣、饴糖）。

经验用方：黄芪 4 钱，桂枝 3 钱，白芍 4 钱，炙甘草 2 钱，炮姜1钱半，大枣14枚，当归3钱，饴糖1两（冲）。

三、饮食不节

饮食不节，食滞内停，胃脘作痛，脘腹胀满，嗳腐食臭，味如败卵，不欲饮食，舌苔黄厚，脉数弦滑。宜和中消导，用保和丸。

经验用方：焦山楂3钱，焦麦芽3钱，焦神曲4钱，半夏3钱，莱菔子3钱，枳实2钱，防风1钱。

附：

1. 吐酸

吐酸水，是胃病里的一个常见症状，一般认为是热，《内经》"诸呕吐酸，皆属于热"。凡是木郁化火，多是酸味，可用左金丸或温胆汤治之。又由于胃虚脾不健运，也能发生吐酸。就需用温养脾胃的方法治之。如香砂六君子丸或归脾丸之类。从四诊、脉、舌来分辨。又有用制酸药物，如乌贝散或乌贼骨粉、生牡蛎粉、瓦楞子粉等。忌食甜味。

单验方：用乌梅2～3枚有效。

2. 嘈杂

嘈杂是胃脘部嘈饥的一种感觉，甚则懊恼不可名状，得食暂止（一定少吃，过则增重）有时食后复嘈，常与吐酸并见。多属胃热一种表现，久病虚寒证也有时发生。胃热仍以清热为主，但药宜轻，不可过重。脾胃虚弱者宜用温养脾胃为主。

胸　胁　痛

是指胸部胁肋间疼痛的疾病而言，包括《金匮要略》的胸痹证。胸居阳位，内藏心肺，若胸阳受病，阻碍气机，都能发生胸痛。肝胆之脉走两胁肋，少阳之络布胁肋，故少阳肝胆疾患都能发生胁痛。

一、胸痛

1. 胸阳不振

素体阳气不足，阴寒内盛，气机失于通畅，胸中结痹，可见胸背痛、短气、咳唾、呼吸不畅，脉象沉迟，舌白苔润，用通阳化湿方法。如瓜蒌薤白白酒汤（瓜蒌、薤白、白酒），或瓜蒌薤白半夏汤（瓜蒌、薤白、半夏）。

2. 血瘀阻络

胸中作痛，痛处不移，舌质紫有斑块，脉迟且涩。用活血通络，复元活血汤（柴胡、花粉、当归、山甲、桃仁、红花、大黄）。

3. 胸痹时发时止，为日已久

络脉不和，当通络脉，以宽胸阳。可用旋覆花汤〔旋覆花、青葱管、新绛（可用红花代）〕。

经验用方：旋覆花 3 钱，瓜蒌 6 钱，薤白头 4 钱，半夏 4 钱，郁金 2 钱，红花 1 钱，代代花 3 钱，白檀香 1 钱。

二、胁痛

1. 肝气郁结

肝脉布两胁肋，两胁为肝胆之区，由于悲哀恼怒，肝气失于调达，郁结作痛，脉象弦滑，舌白苔腻，可用疏调气机方法。用逍遥散。

经验用方：柴胡 3 钱，当归须 4 钱，赤芍、白芍各 3 钱，茯苓 3 钱，旋覆花 3 钱，绿萼梅 3 钱，香附 3 钱。

若肝郁化火，心烦梦多，口干且渴，舌绛苔黄，脉见弦数时，可用苦泻理气，如金铃子散。

又有饮邪留聚，可参阅痰饮篇治之。

2. 血虚络脉失养

久病体弱，肝血不足，络脉失于濡养，舌红口干，脉象弦细，心烦便干，用养血和阴，活络止痛。滋水清肝饮之类（生地、山萸肉、茯苓、当归、山药、丹皮、泽泻、白芍、柴胡、山栀、大枣）。

经验用方：木瓜 3 钱，白芍 4 钱，当归 3 钱，没药 1 钱，旋覆花 3 钱，生地 4 钱，生牡蛎 5 钱，茺蔚子 4 钱，钩藤 3 钱。

3. 瘀血阻络

肝气郁结之后，血随气凝，阻于络脉，着而不行，夜间尤甚，痛处不移，脉象沉涩，舌暗质红。可用活血通络方法，如复元活血汤。

经验用方：柴胡 3 钱，花粉 3 钱，当归须 2 钱，金铃子 3 钱，苏木 3 钱，香附 3 钱，桃仁、杏仁各 3 钱，郁金 2 钱。

又有胸膜粘连增厚，经 X 线透视证明决定，告诉病人，可缓调理，必要时令其锻炼。

腹　　痛

腹痛是一个症状。多兼见于某些疾病之中，如胃病、腹泻、痢疾、虫积等。根据腹痛的部位来分，如痛在中脘属太阴，痛在少腹属厥阴，当脐疼痛属少阴冲任。根据腹痛有形无形来分，凡属气分郁结、因寒、受热、虚弱不足等，为无形；若是食积、虫积、血瘀，及一般炎症，全属有形；再有内脏破裂穿孔等，必须火速查血仔细观察，防其意外，急请外科、妇产科会诊。

中医对于腹痛的性质很注意，如绞痛、隐痛、痛有休止及无休止，或兼胀或不胀。凡属满闷脉有力者多实；不闷不胀脉虚弱者多虚；喜热者多寒；喜冷者多热；拒按者为实；喜按者为虚，饥则痛为虚；饱则痛为实，痛有定处多在血分，痛无定处多在气分；经期腹痛，必须结合其他体征，如先期、后期、色深或浅，有块无块等。总之，一定参照舌、脉、症各方面进行诊断，才能真实无误。

一、感寒腹痛

病由寒邪侵袭，或过吃生冷，阳气因寒阻而气机不得通畅，脾胃运化失灵，故痛绵绵不休，多无增减，轻者痛易缓解或消失，较重者则腹痛不止，遇冷则重，得热熨则略舒，口不渴，溲清长，大便溏，舌苔白滑且润，脉象沉迟，治宜温中散寒方法，用良附丸或理中汤（高良姜、香附）（炙甘草、人参、白术、炮姜）。

若痛日久，脾胃也虚，腹痛时发时愈，可用温养脾胃法，小建中汤（桂枝、白芍、炙甘草、生姜、大枣、饴糖）。

经验用方：炒桂枝 2 钱，白芍 3 钱，炙甘草 1 钱，炮姜 1 钱半，官桂 1 钱半，炒小茴香 1 钱半。

二、内热腹痛

由于内热，阻碍气机，疼痛发作，时痛时止，发则成阵，痛势较剧，心烦且躁，大便干结，小便色黄，若手按之痛不轻减，

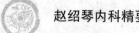

（查白细胞数多高）唇干口渴，脉象滑数，（炎症现象），可用苦甘泻热、疏气拈痛法。如金铃子散、芍药甘草汤化裁（川楝子、元胡）（芍药、炙甘草）。加黄芩、黄连、枳实、厚朴。

经验用方：苏梗3钱，川楝子4钱，元胡1钱，芍药4钱，炙甘草2钱，炒黄芩4钱，马尾连3钱，枳实2钱，厚朴2钱，木香1钱。

三、气滞作痛

恼怒忧虑之后，肝郁克脾，气机不畅，脘腹胀满，得矢气则痛减，甚则拒按或气攻冲作痛，脉多沉涩或弦，宜疏调气机，以缓疼痛，可用木香顺气散（木香、香附、槟榔、青皮、陈皮、厚朴、苍术、枳壳、砂仁）。

经验用方：木香1钱，檀香1钱，绛香1钱，陈皮2钱，青皮2钱，白芍4钱，半夏3钱，枳壳3钱。

四、食积腹痛

伤食之后，脘腹饱满。嗳腐吞酸，或痛而欲泻，泻后痛减，舌苔黄腻且厚，脉象弦滑，宜和中消食方法用保和丸（山楂、神曲、茯苓、半夏、陈皮、莱菔子、连翘）。

经验用方：山楂3钱，麦芽3钱，神曲3钱，陈皮3钱，莱菔子4钱，鸡内金3钱，枳实2钱，大黄末5分（冲），槟榔4钱。

腰　　痛

《经》里说："腰为肾之府"，肾虚故腰痛。又说："太阳所至为腰痛"，这是说明，外感之后，太阳经脉受病，也能出现腰痛。

所以说，腰痛症状有外感与内伤，又有闪挫、瘀血及湿郁络脉等原因，不可以见腰痛就言补虚，必须辨证地分析，才能得到比较满意的疗效。

一、风邪外袭

外感风邪，太阳之脉受阻，腰痛并多抽掣，牵引腿足，上连背脊，或有寒热头痛，舌白苔腻，脉象浮滑，当以祛风化湿，活络缓痛。用独活寄生汤（独活、细辛、牛膝、桑寄生、秦艽、茯苓、白芍、人参、熟地、防风、杜仲、川芎、当归、桂心、甘草。）共研细每服 4 钱。

经验用方：独活 1 钱半，细辛 5 分，荆穗 3 钱，防风 2 钱，秦艽 2 钱，丝瓜络 3 钱，桑枝 1 两，鸡血藤 5 钱。

二、外感寒湿

寒湿侵犯太阳之络，周身酸楚沉重乏力，转侧不便，每遇阴雨则腰痛即重，舌苔薄白，脉象沉濡，这符合《金匮要略》里"肾着之病，其人身体重，腰中冷，如坐水中，形如水状，反不渴，小便自利，饮食如故"……宜用温化寒湿方法，用甘姜苓术汤即肾着汤（甘草、茯苓、干姜、白术）。

经验用方：苏叶 3 钱，桂枝 3 钱，干姜 2 钱，茯苓 4 钱，苍白术各 3 钱，羌独活各 1 钱半。

三、湿热阻络

湿浊蕴热，阻于络脉，气机不调，发为腰痛，溲黄舌腻，苔黄质红，大便溏薄，肛门灼热，心烦梦多，口苦纳差，一派湿热阻络之象，用清热化湿，疏风缓痛。方如加味二妙汤（生黄柏、苍术、牛膝、槟榔、泽泻、木瓜、乌药、当归尾、黑豆、生姜）。

经验用方：荆穗3钱，防风2钱，大豆卷3钱，黄柏2钱，苍术2钱，泽泻3钱，丝瓜络3钱，石楠藤5钱，路路通3钱。

四、肾虚腰痛

肾阳不足，下肢逆冷，腿膝无力，遇劳即重，舌胖苔白，脉微无力，小便清长，宜温补肾阳方法。金匮肾气合青娥丸。肾气丸（熟地、山药、山萸肉、丹皮、茯苓、泽泻、附片、肉桂）。青娥丸（破故纸、杜仲、胡桃肉）。

经验用方：破故纸4钱，杜仲4钱，桑寄生8钱，胡桃肉4钱，白术4钱，熟地4钱，芡实米4钱。

肾阴不足，心烦失眠，手心灼热，夜梦失精，溲黄便结，舌红口干，脉小细数，沉弦滑，宜滋阴降火，填补不足。大补阴丸之类（黄柏、知母、熟地、龟板、猪脊髓加蜜为丸）。

经验用方：生地、熟地各3钱，知母2钱，芡实4钱，补骨脂3钱，金樱子3钱，龟板4钱，续断4钱，杜仲4钱。

五、闪腰作痛

由于不慎，腰际闪痛，动则痛甚，不能俯仰转侧，每于呼吸亦牵引疼痛，宜理气和血，兼以缓痛。宗复元通气散（茴香、穿山甲各1两5钱、元胡1两、白丑2两、甘草、陈皮各1两、南木香5钱，为末，每服2钱，食后热酒调下）。

经验用方：跌打丸每早1丸酒送下

六、瘀血腰痛

曾有外伤历史，或久病瘀血阻络，腰痛如刺，日轻夜重，大便黑或秘结，当用活血祛瘀法。如四物加桃仁、山甲、土鳖虫、大黄（醋炒）之类。

黄　疸

黄疸是以一身面目皆黄、溺黄为主症，汉代《金匮要略》里对本病叙述甚详。明张景岳总结了古代的认识，他认为黄疸大法，不出阴阳二证，阳证多实，阴证多虚。所以我们就阴黄阳黄进行讨论。

一、发病原因

尤在泾认为："胃热与脾湿，乃黄病之源也"。阳黄是湿从火化，郁热于里，湿热蕴蒸、胆汁外溢，溢于肌肉，皮肤色如烟熏，巩膜尤甚。阴黄乃湿困脾阳，运化无权，气血瘀阻，胆汁流通不畅，溢于皮肤，故色暗而无光泽，日期较久，发病也慢。这两种黄疸从本质上基本不同，治疗也就因之而异。

二、辨证论治

1. 阳黄

面目一身呈现鲜明的橘子黄色，身热烦渴，心中烦热，或心中懊恼而灼热如焚，梦多口苦，胸闷纳呆，脘腹胀堵，大便秘结，小溲赤黄短少，舌多黄腻质红且干，脉象濡滑或滑数有力。在治疗时可分为：

（1）表气闭遏，湿热并重

必以头沉、胸闷、周身乏力，口淡无味为主，甚则恶心欲呕，当以宣阳疏解，兼以泻热为主。方如麻黄连翘赤小豆汤（麻黄、连翘、赤小豆、杏仁、桑皮、甘草、大枣、生姜）。

如胸闷泛恶时加佩兰、藿香；如堵闷叹气时加厚朴、郁金；如心烦梦多可加川黄连、栀子之类。

经验用方：麻黄1钱，桂枝2钱，防风2钱，荆穗炭3钱，杏仁3钱，黄芩4钱，虎杖（后下）1两，泽兰4钱。

（2）湿胜于热

口淡乏力，舌胖滑润，脉象濡软，治疗则重在淡渗利湿，用茵陈五苓散为主（茵陈、白术、桂枝、泽泻、茯苓、猪苓），若湿重时当加平胃散（苍术、川厚朴、陈皮、甘草）。

经验用方：茵陈1两，泽兰4钱，桂枝2钱，防风2钱，苍术4钱，泽泻4钱，茯苓4钱。

（3）热胜于湿

必以口苦心烦为主，舌红苔黄，脉多数象，或滑数有力，大便秘结，小溲赤黄，治当苦寒清泄，少佐芳香化湿。方如茵陈蒿汤（茵陈、山栀、大黄）。栀子柏皮汤（栀子、黄柏），栀子大黄汤（栀子、大黄、枳实、豆豉）。

经验用方：茵陈8钱，虎杖1两，山栀2钱，防风2钱，荆穗炭2钱，黄柏2钱，大黄1钱（后下）。

2．阴黄

面目黄色晦暗如烟熏，精神萎靡，乏力困倦，四肢不温，畏寒少食，大便溏薄不实，或便中黑色，便后气短，小溲不利，舌白质淡，体胖有齿痕，脉多沉迟或沉细无力，晚期腹部胀满甚则如鼓，或有筋现脐突之危象。

（1）阴黄的早期治法

① 因属脾虚寒湿，故用健脾温化为主，如茵陈术附汤（茵陈、白术、附子、干姜、甘草）。

经验用方：桂枝3钱，苍术、白术各3钱，半夏4钱，陈皮2钱，淡附片1钱，干姜1钱，淡吴茱萸1钱，苏木3钱。

② 若寒邪偏重：手足逆冷，畏寒喜暖，大便溏稀，胃纳欠佳，舌胖苔白，脉象沉迟，甚则沉细微弱，可用温寒化湿方法，

如茵陈五苓散，减茵陈，加附子、干姜、党参（茵陈、白术、桂枝、泽泻、茯苓、猪苓）。

经验用方：附子3钱，干姜1钱，党参3钱，白术5钱，茯苓5钱，肉桂1钱，黄芪4钱，炙甘草4钱。

③ 体质薄弱，肝气郁结：在血虚气弱的基础上，加上气郁，证见：胁痛易怒，性情急躁，脉象细弦。一定以逍遥散为基础方，调理气血，以缓胁痛。

经验用方：柴胡2钱，当归3钱，白芍4钱，茯苓4钱，白术3钱，香附2钱，绿萼梅2钱，丹皮3钱。

（2）阴黄晚期治法

肝脾肿大，面色黑浊，易出血，大便干，脉细弦。

① 肝郁以调肝为主。

② 血热以凉血为主。

③ 瘀滞以活血化瘀为主。

④ 正气不足时可酌情益气补虚。

兼有腹水时：可找腹水的原因，从根本治疗。详在臌胀时讲。

经验用方：柴胡2钱，炙鳖甲4钱，苏木2钱，蛴螬1钱，赤芍、白芍各4钱，当归2钱，茯苓5钱，冬瓜皮1两，生苡米2两（先煎）。

臌　　胀

是指腹部膨胀如鼓而命名。内经认为："浊气在上，则生䐜胀"。"清气在下，则生飧泄"。蛊与鼓同。即胀也。明张景岳说：血气结聚，不可解散，其毒如蛊，亦名蛊胀。又有因气、因血、因食、因虫、因水而分别称为气鼓、血鼓、食鼓、水鼓等命名。

一、发病原因

1. 肝气横逆，木来克土，侵及脾胃，气机受阻，血流不畅，经络壅塞而致本病。

2. 嗜酒伤食，脾胃受损，运化失调，清浊相混，湿热壅滞，发为臌胀。

3. 由于传染病后，血吸虫感染，肝脏硬化。

4. 黄疸积聚，迁延日久，肝脏硬化，能导致本病。喻嘉言说："凡有癥瘕积块，痞块，即是胀病之根，日积月累，腹大如箕，或腹大如瓮，是名单腹胀"。

二、辨证论治

本病大都由实转虚，或虚实相兼，故食欲减退，食后腹胀，胁下胀满，疲乏无力，身体瘦弱，面色黧黑，腹大如鼓，脐突筋现，小便短少，大便溏薄。总之，对于虚实变化，最为重要。一般说来，对胀无峻攻法。朱丹溪说："医者不察，病起于虚，急于取效，病者苦于胀急，喜行利药，以求一时之快，不知稍快一时，胀愈甚，病愈增，正愈伤，冀其再下，不可得矣"。

治疗时，可分三个部位，三个阶段，分述于下：

1. 三个部位：气臌、血臌、水臌。

（1）气臌

腹部膨隆胀满，打之有鼓声，胸胁支胀且痛，胃纳不佳，食后腹胀嗳气，小便少，苔白腻，脉弦滑，用疏理气机方法。如中满分消汤（厚朴、枳实、黄连、黄芩、知母、半夏、陈皮、茯苓、泽泻、猪苓、砂仁、干姜、姜黄、人参、白术、甘草）。

（2）血臌

膨胀日久，从气分入血分，腹大坚满，腹皮隐隐色紫红，胁下有痞块，面色瘀黑，头颈部有蜘蛛痣，唇色紫褐，吐血、衄血、大便色黑，脉沉涩或芤，舌瘦质红且干有瘀斑。当以活血祛瘀为主。如膈下逐瘀汤（当归、赤芍、川芎、桃仁、红花、枳壳、丹皮、香附、元胡、五灵脂、甘草）。

（3）水臌

腹皮薄，腹大有移动性浊音，色苍，筋现脐突，面色萎黄，小便少，苔白腻，脉缓软且滑。本证以腹水为主要。常见可分三型：

① 寒湿重：舌白滑润，脉象沉濡且弱，畏寒，便溏。治疗当以温化水湿为主。如苓桂术甘汤或实脾饮（附子、干姜、白术、甘草、厚朴、木香、草果、大腹子、茯苓、木瓜、生姜、大枣）。

② 湿热重：腹水症状之外，突出以心烦急躁，口苦梦多，溲赤便干，舌边尖红，苔黄腻，脉弦数。必须以清化湿热入手，热多当清，湿多当化。茵陈蒿汤加导赤散（茵陈、栀子、大黄、木通、甘草梢、竹叶、生地）。

③ 腹水日久，精神紧张，阴分大亏，故口干舌绛，脉多弦细略数，用滋养肾阴方法。如六味地黄丸。若阴虚阳亢，营分受灼，鼻口出血时，可用咸寒育阴，活血止红。如犀角地黄丸（犀角、地黄、白芍、丹皮）。

2. 三个阶段：早期、中期、晚期。

（1）早期

气滞湿阻，蕴郁化热：肝病日久，七情郁结，郁久化热，阴分受伤，口干欲饮，过饮伤湿，湿郁成热，气分不畅，故胸闷腹胀，面色晦暗，五心烦热，神倦乏力，舌红苔腻，脉多弦滑，甚则略数，以疏调肝郁为主，用逍遥散之类。

（2）中期

本虚标实：久病正气不足，血虚肝郁，郁热化火，故形体日瘦，面色暗浊，小溲短少，夜梦纷纭，舌质红或光剥，甚则有黄苔，脉细弦数。肝热阴伤当以清泻肝热，药如丹栀逍遥散。若肝郁化火，火邪较盛时用龙胆泻肝汤去木通。若病久正气不足，中阳较虚，腹满胀闷为主时，可用中满分消丸（厚朴、枳实、黄连、黄芩、知母、半夏、陈皮、茯苓、泽泻、猪苓、砂仁、干姜、姜黄、人参、白术、甘草）。若素体阳虚，脾胃运化欠佳，可用香运温中方法如香砂六君子之类（木香、砂仁、党参、茯苓、白术、炙甘草、陈皮、半夏曲）。

（3）晚期

本虚较重，标实日增，大有正不胜邪之势。久病肝、脾、肾俱伤，气血大亏，由于血瘀气滞，水浊壅塞不通，腹胀特甚，脐突筋现明显，病人心情焦急不安，夜间难以成寐，日夜愁思，阴伤日甚，面色黧黑，形瘦枯槁，腹胀如鼓，有增无减，食后胀势更甚，二便不利，阴伤阳亢，虚热化火，热迫血分，出血明显，齿龈、口角、大便出血，呕血等，病人心中如焚，舌焦黑，质绛，龟裂起刺，牙齿干燥无液，逐渐处于昏迷状态。脉象细小弦数或弦大如革，预后不良，多有呕血便血而亡。可用滋补肝肾，育阴泻热，镇心安神方法。如大补阴丸（黄柏、知母、熟地、龟板）。犀角地黄丸（白芍、丹皮、犀角、地黄）。小蓟饮子去木通（藕节、蒲黄、滑石、生地、当归、甘草、栀子、竹叶）。

便　　秘

大便秘结不通，排便时间延长，或虽有便意而排出困难，都称便秘。便秘的原因很多，有属实属火，也有属虚属寒，又有气滞血燥等全能导致大便秘结的产生。李东垣说："治病必究其源，不可一概以牵牛、巴豆之类下之，损其津液，燥结愈甚复下复结，极则以致导引于下而不通，遂成不救"。常见的为燥热、气滞、虚秘及冷秘等。

一、燥热秘

过食辛热，恣饮酒浆，肠胃燥热，津液不能输布，大便燥结，故面赤身热，口燥唇干，喜冷恶热，舌苔黄厚，脉多滑数有力，宜泻热通便法，如凉膈散之类（芒硝、大黄、栀子、连翘、黄芩、生草、薄荷、竹叶、蜜）。

经验用方：竹叶2钱，瓜蒌1两，薄荷2钱（后下），栀子3钱，黄芩3钱，枳实2钱，生大黄粉5分（冲），元胡粉1钱（冲）。

二、气秘

由于气分郁结不畅，"忧思则气结"，津液不通，大便秘结，病人心胸痞满，胁肋膜胀，嗳气不舒，脉象多沉，舌白苔腻，可用疏调气机方法，如六磨饮（木香、沉香、槟榔、乌药、枳壳、大黄各等份）。

经验用方：苏梗3钱，杏仁3钱，瓜蒌皮5钱，枳壳3钱，青皮、陈皮各3钱，枇杷叶5钱，郁金2钱，旋覆花3钱。

三、虚秘

（1）血不足

产后失血过多，或老年血少精亏及一般血虚不足之人，脉象弦细，阵阵烦心，舌红口干，溲黄梦多，大便干结，状如羊屎，当以养血润燥通幽法，五仁丸之类（桃仁、杏仁、柏子仁、郁李仁、松子仁、橘红）。

经验用方：生地、熟地各4钱，当归4钱，赤芍、白芍各4钱，菟丝子4钱，黑木耳3钱，黑芝麻3钱，阿胶珠3钱，桑寄生 8 钱，肉苁蓉 4 钱（或用白芍 2 两，当归 3 钱同煎）。

（2）气不足

高年元阳不足，中焦运化失灵，清气不升，浊气不降，舌胖嫩润，脉象细弱或虚濡无力，下肢清冷，小溲清长，此属虚秘。可用黄芪汤法（黄芪、陈皮各等份）。

经验用方：党参 3 钱，黄芪 1 两，白术 4 钱，茯苓 4 钱，炙甘草 3 钱，淡附片 3 钱，肉桂 2 钱，（或用生、炒白术各 1 两，升麻 2 钱）。

（3）血虚化燥

瘦人多火，面色黑浊，心烦梦多，便干带血，状如羊粪块（或有肛裂），脉细弦数，舌绛干裂，素体血虚，阴分早伤，虚热化火，津液亏虚，可用育阴养血，少佐泻热。润肠丸加减（当归尾、羌活、大黄各等份，桃仁、麻仁各 1 倍，蜜丸）。

经验用方：白芍 1 两，生地 4 钱，黄芩 4 钱，大黄末 1 分（冲），麻仁 4 钱，黑桑椹 8 钱，黑芝麻 5 钱，瓜蒌 8 钱。

四、冷秘

寒湿久积脾胃，中焦运化失职，阴凝固结，命火势微，唇淡口和，舌白胖腻，两脉沉迟虚弱，宜温阳化湿，以运中焦。补中益气汤加理中汤方。

经验用方：淡附片 5 钱，淡吴茱萸 3 钱，淡干姜 3 钱，肉桂 2 钱，黄芪 1 两，党参 8 钱，炙甘草 2 钱。

心　悸

惊悸多是因惊因悸，怔忡多是无惊而心动不安。一般说：因惊恐而心悸不安病位浅；无外界因素而心动不宁，病位较深。总的说全是心慌心跳一类的疾病。

一、心血不足

血虚心失所养，心神不安，夜寐不宁，面色无华，脉多细弱，时或心悸自汗，当以养血安神方法。用镇心丹（炒枣仁、茯神、人参、山药、五味子、天冬、麦冬、熟地、远志、肉桂、龙齿、车前子、朱砂）。

经验用方：党参3钱，天冬、麦冬各3钱，五味子3钱，熟地4钱，远志3钱，当归3钱，合欢皮4钱，生牡蛎1两。

二、阴虚火旺

肝虚血少，阴分不足，头晕目花，耳鸣少寐，舌质红脉细数，大便干溲黄少。用滋阴清热方法，如天王补心丹（生地、人参、元参、丹参、茯苓、桔梗、远志、炒枣仁、柏子仁、天冬、麦冬、当归、五味子、朱砂）。

经验用方：党参3钱，元参4钱，丹参4钱，远志3钱，炒枣仁4钱，生地4钱，五味子3钱，莲花头2枚。

三、肝胆郁热

头晕耳鸣，面赤口干，心烦且悸，便干溲赤，舌红脉数，两关弦数。用清胆泻热方法。药如凉膈散（芒硝、大黄、栀子、连翘、黄芩、甘草、薄荷、竹叶）。

经验用方：黄芩3钱，连翘4钱，竹叶1钱，薄荷1钱，大黄1钱，芒硝1钱。

四、阳虚停饮

体肥面白，食少乏力，甚则形寒肢冷，心中惕惕而动，舌胖白润，脉虚无力，水饮凌心，故头晕心悸，小溲短少，脉软力弱，或脉呈单弦。用温阳化饮方法。用苓桂术甘汤。

经验用方：茯苓 1 两，白术 8 钱，炙甘草 5 钱，肉桂末 3 分（冲）。

五、惊恐之后

突然受外界惊恐，心悸烦乱，坐卧不安，饮食无味，寐中多梦，脉象弦滑，宜镇惊安神方法。用温胆汤加减（枳实、竹茹、陈皮、半夏、茯苓、甘草）。

经验用方：竹茹 4 钱，半夏 4 钱，陈皮 2 钱，枳实 2 钱，黄芩 3 钱，茯苓 4 钱，青黛末 5 分（冲）。

不　　寐 （失眠）

不寐即通俗讲的"失眠症"，症情不一，有不能入眠；有半夜易醒；有困的过早，当睡不眠；有睡不安静（不甜）；有整夜不能入眠。有从内伤不足而起的，也有属于外感六淫而成。

一、心脾不足

思虑伤脾，心血亏损，经常不眠，故面色萎黄，体倦神疲，饮食无味，健忘心悸，脉象细弱，可用补益心脾方法，如归脾汤。

经验用方：白术 4 钱，党参 3 钱，黄芪 4 钱，当归 4 钱，炙甘草 3 钱，茯苓 4 钱，远志 4 钱，合欢皮 4 钱。

二、阴虚火旺

血少阴分不足，肾虚水不制火，真阴不升，心火上亢，气不得宁，故不得安寐，"阴虚则志不宁，心火盛则神不安"，故头胀眩晕，耳鸣心烦，口干津少，或有梦遗，舌质红，脉细数，可用滋阴清火法，如黄连阿胶汤。

经验用方：阿胶珠 4 钱（烊化），川黄连 5 分，白芍 8 钱，黄芩 3 钱，合欢皮 3 钱，沙参 4 钱，麦冬 4 钱。

三、胆热上扰

心烦梦多，阵阵急躁，夜寐不宁，动则惊醒，脉象弦数，左关尤甚，泻其胆火，求其寐安，方用温胆汤（陈皮、半夏、茯苓、甘草、竹茹、枳实）。

经验用方：竹茹 4 钱，半夏 3 钱，陈皮 3 钱，茯苓 4 钱，甘草 3 钱，枳实 1 钱，珍珠母 1 两。

四、湿痰壅遏

由痰饮湿邪，壅遏不化，胃气不降，胸中渴闷，寐不得安，舌白腻厚，脉濡滑且数，用降逆化痰方法，方如半夏秫米汤（半夏、秫米，甘微寒，益阴利肺，主治阳盛阴虚、夜不得眠）。

经验用方：北秫米 2 两，半夏 4 钱，炙甘草 3 钱，陈皮 3 钱，合欢花 3 钱。

五、胃中不和

滞热上迫，心神受扰，夜寐惊醒不安，儿童尤甚，用疏导化滞方法。保和丸类（神曲、山楂、茯苓、半夏、陈皮、莱菔子、枳壳、神曲、麦芽）。

经验用方：半夏曲 4 钱，旋覆花 3 钱，陈皮 2 钱，焦三仙各 3 钱，莱菔子 3 钱，大黄粉 2 分（冲）。

六、心胆气虚

体质薄弱，胆怯心慌，触手易惊，梦多（不恶），脉细弱略数，用养心安神法，安神定志丸（茯神、人参、远志、菖蒲、龙齿）。

经验用方：党参 2 钱，沙参 4 钱，菖蒲 3 钱，远志 3 钱，生龙骨 1 两，牡蛎 1 两，珍珠粉 2 分（睡前服）。

七、病后体弱

面色萎黄，形体削瘦，易疲乏力，舌淡脉细弱，用安神定志法，如琥珀多寐丸（琥珀、党参、茯苓、远志、羚羊角、甘草。琥珀甘平无毒，行水散瘀，宁神明目，安五脏治血尿）。

经验用方：党参 2 钱，黄芪 4 钱，当归 3 钱，白芍 5 钱，生地 4 钱，玳瑁 3 钱，琥珀粉 3 分（冲）。

头　痛

头痛是临床上的一个症状，有着各种不同的原因，从症状上看也是各有不同。各部位的不同，性质上的差别，常见的可分外感头痛与内伤头痛。头为"诸阳之会"，"清阳之府"脑为髓海，肾家主之。当然，各颅内压增高或颅内肿瘤等所引起的头痛不属于本章讨论范围。今按内伤、外感两大类，分述于下。

一、外感

（1）风寒头痛

头痛暴然发作，身热恶寒，鼻塞流涕，头痛引及项背，周身关节作痛，如遇风吹则头痛加重，口不渴，舌白腻，脉象浮紧，时有咳嗽。疏风散寒方法，如川芎茶调散（川芎、薄荷、羌活、甘草、白芷、细辛、防风、荆芥，茶调服）。

经验用方：川芎 2 钱，白芷 2 钱，细辛 8 分，防风 2 钱，荆穗 3 钱。

如体痛较重加羌活 2 钱，若头顶痛重时加藁本 1 钱 5 分，如舌红口干有内热的征象时，加生石膏 5 钱。如舌黄且厚，内有停滞时加消导之药。

（2）风热头痛

头痛恶风，身热口渴，咽红且痛，阵阵烦热，小溲短赤，大便干结，舌质红苔浮黄，两脉滑数，可用祛风清热方法，如桑菊饮。

若风热化火，内热过炽，故面红口干，烦渴饮冷，头痛如裂，目赤鼻干，口舌生疮，便结溲赤，舌黄干燥，脉弦滑数。可用苦泻清化方法。如凉膈散。

经验用方：川芎 1 钱 5 分，白芷 1 钱 5 分，生石膏 5 钱，薄荷 1 钱 5 分（后下）桑叶 4 钱，黄芩 4 钱，白蒺藜 3 钱，大黄末 3 分（冲），苦丁茶 3 钱。

（3）风湿头痛

过于肥甘厚味，体丰湿痰素盛，头痛沉重，周身酸楚，懒于言语，恶心欲恶，舌白苔腻，脉象濡滑，痰湿蒙蔽清阳，清气不升，浊气不降，清化痰浊，以清头目。可用半夏天麻白术汤（半夏、天麻、白术、陈皮、茯苓、炙甘草、蔓荆子、生姜、红枣）。

经验用方：半夏 3 钱，胆南星 3 钱，天竺黄 3 钱，钩藤 4 钱，陈皮 2 钱，夏枯草 3 钱，黄芩 3 钱。

二、内伤

（1）气虚头痛

面色萎黄，动则气促，过劳尤甚，头痛朝重夕轻，自觉头内空痛，倦怠无力，时或恶寒，胸闷胃纳不佳，舌白腻润，脉象沉濡无力，阳气不足，清气不升，用益气补中方法。补中益气汤加减。

经验用方：党参3钱，黄芪5钱，白术3钱，升麻2钱，柴胡2钱，当归3钱，炙甘草1钱。

（2）血虚头痛

形体瘦弱，面色不华，头痛下午较重，心悸怔忡，夜寐不安，癸事衰少，大便干结，舌瘦口干质红，脉多细弦。养血育阴方法。用杞菊地黄丸（六味地黄加枸杞子、菊花）。

经验用方：菊花3钱，枸杞子3钱，沙苑子8钱，赤芍、白芍各3钱，茺蔚子4钱，生地黄4钱，旱莲草3钱，女贞子3钱，生牡蛎1两。

（3）肾虚头痛

脑为髓海，肾家主之，下虚则上实，肾虚故后脑痛兼或耳鸣，腰膝无力，男子遗精，女子带下，舌红脉细略弦，填补下元，治在肝肾。用杞菊地黄丸。

经验用方：熟地黄5钱，枸杞子4钱、沙苑蒺藜8钱、芡实米5钱、山药1两、黑桑椹5钱、楮实子4钱、菟丝子4钱，生龙牡各5钱。

（4）肝阳头痛

恼怒之后，头痛即发，心烦梦多，面赤口干，便闭溺赤，舌红苔黄，脉象弦滑有力，肝阴不足，肝阳独亢，宜平肝熄风，潜阳缓痛。羚羊钩藤汤（羚羊角、钩藤、菊花、生地、桑叶、茯神、白芍、甘草、川贝母、竹茹）。

若肝火过亢，大便秘结，先当清泻肝火。用龙胆泻肝汤。

经验用方：晚蚕砂4钱，菊花4钱，钩藤4钱，川楝子4钱，黄芩4钱，龙胆草3钱，柴胡2钱。

（5）瘀血头痛

脑震荡后遗症，或其他的病引起瘀血阻于络分，头痛经久不愈，痛有定处，夜晚加重，舌质暗紫，或有瘀斑，脉多沉涩，可用活血通络方法。血府逐瘀汤之类（桃仁、红花、川芎、生地、当归、赤芍、柴胡、枳壳、桔梗、牛膝、甘草）。

经验用方：川芎1两，赤芍4钱，桃仁、杏仁各3钱，生地5钱，柴胡4钱，红花2钱，土鳖虫1钱，熟地5钱。

厥　证

厥的症状是一时性晕倒，不省人事，面色苍白，四肢逆冷，经过一段时间后，逐渐苏醒，醒后无其他后遗症。《内经》谓："厥阴之上，风气主之，中见少阳"。厥阴者阴之尽，阳之初，肝中所寄少阳相火也。所以说：厥证虽是四肢逆冷，它有两个方面，一则主寒，一则主热，也就是"热深厥深，热微厥微"。不能单纯地以寒来认识它。一般我们也分为气厥、热厥、痰厥、食厥及寒厥。兹分述于下。

一、气厥

暴怒之后，气机逆乱，遂卒然晕倒，四肢逆冷，面色青暗，脉多沉涩。《内经》说："怒则气逆""卒不知人"，就是指这类症状而言，常见的气厥要分成二类。

（1）实证

素体强实，由于暴怒之后，气分一时逆乱，陡然晕倒，口噤握拳，呼吸气粗，面色暗浊，唇口发干，四肢逆冷，脉象沉涩，带有弦数。舌红苔黄，小溲赤热。在实证阶段，一般可用马梅擦牙，急刺人中、合谷、十宣等穴。再用冷水调送苏合香丸半粒或玉枢丹3分，以开其闭。可用四逆散以宣郁泻热（柴胡、芍药、枳实、甘草）。

热深厥深，脉象弦实，舌苔黄厚，大便秘结时，可用承气汤急下存阴，以通其腑。若腑热尚未结实，热郁气分，口渴舌红，脉洪汗出，壮热心烦时，可用白虎汤清之。俟苏醒之后，胸膈满闷，脉象沉涩，可用顺气调肝方法，如五磨饮（槟榔、沉香、乌药、木香、枳壳）。

经验用方：苏子、苏梗各2钱，旋覆花3钱，杏仁3钱，郁金2钱，生香附3钱，青皮、陈皮各2钱，木香2钱，枳壳3钱，川楝子3钱。

（2）虚证

体质薄弱，气血早衰，恼怒之后，气分不畅，一时晕厥不省，口噤气促，面色青白，四肢逆冷，脉象沉伏，舌白苔腻。虚人体质，可用指压人中、合谷，再用温水调服苏合香丸一角（1/4），或玉枢丹1～2分，以开其闭，可予独参汤，以扶其正。俟苏醒后，可予八珍汤和逍遥散。

经验用方：柴胡3钱，白芍4钱，当归3钱，茯苓3钱，党参3钱，白术3钱，炙甘草1钱，旋覆花3钱，炙鳖甲4钱，生牡蛎5钱。

二、痰厥

体丰痰湿素盛，忽然气闷痰鸣，晕厥不醒，脘腹胀满，喉间有痰声，脉象弦滑有力，舌苔垢腻，用顺气豁痰方法。宜导痰汤（半夏、茯苓、陈皮、炙甘草、南星、枳实）。

经验用方：胆南星3钱，天竺黄3钱，钩藤4钱，陈皮3钱，枳实2钱，清半夏3钱，生海石4钱，郁金2钱，苏子4钱，莱菔子3钱。

三、食厥

醉饱之后，又遇恼怒，食填胸中，胃气不行，发为厥逆，名为食厥。昏迷不省，脘腹胀满，口味恶臭，大便不通。如无高血压脑血管疾患时，可用盐汤探吐，如能畅吐之后，神志即时苏醒（若有脑血管疾患时最忌，可用针刺合谷、足三里、水沟等穴，再以消导化滞方法。如保和丸之类）。

经验用方：苏子 3 钱，莱菔子 3 钱，冬瓜子 1 两，郁金 2 钱，焦三仙各 3 钱，枳实 2 钱，瓜蒌 1 两，槟榔 3 钱。

四、寒厥

素质薄弱，天气严寒，阳气闭遏，头晕目花，甚则四肢逆冷不温，面青不渴，倦怠乏力，脉象虚弱沉迟，气血不足，阳气不能布达于四肢，宜用温经散寒方法。如理中汤。

经验用方：川桂枝 3 钱，白芍 4 钱，淡附片 2 钱，吴茱萸 2 钱，干姜 2 钱，党参 3 钱，生牡蛎 5 钱。

呕　　吐

有声有物为呕，有物无声为吐，有声无物为干呕。全是由于胃失和降，胃气上逆所致。常见的为外邪，饮食、气郁或胃虚胃寒等，也有由于其他疾病引起呕吐，如脑神经症状等，就必须病因治疗。

一、实证

1. 外感犯胃

外感（风寒、风热、暑湿）之后，表气闭塞，胃失和降，发生呕吐，头痛寒热，周身无力，舌白苔腻，脉象濡滑，可用芳香疏解方法。如藿香正气散。

经验用方：苏叶 2 钱，藿香 3 钱，法半夏 3 钱，大腹皮 4 钱，厚朴 2 钱，竹茹 3 钱，煨姜 1 钱，白蔻 1 钱，灶心土 1 两。

2. 胃热呕吐

热郁于胃，心烦口干，呕吐味酸且苦，食则即吐，势如喷射，小溲赤热，夜寐梦多，舌红脉数。用苦甘泻热方法。如温胆汤（竹茹、枳实、半夏、橘红、茯苓、甘草）。

经验用方：姜川连 2 钱，竹茹 4 钱，枳实 2 钱，黄芩 4 钱，姜山栀 3 钱，半夏 4 钱，灶心土 2 两。徐徐冷饮之。

3. 气郁呕吐

恼怒之后，木郁克土，胸闷胁胀，恶心甚则呕吐，舌红脉弦，脉象沉涩，用疏肝和胃方法。用四七汤合左金丸化裁。

经验用方：苏梗 3 钱，半夏 4 钱，厚朴 2 钱，茯苓 3 钱，马尾连 3 钱，吴茱萸 5 分，旋覆花 3 钱，代赭石 4 钱，盐炒砂仁 1 钱。

4. 痰饮呕吐

呕吐痰涎，头眩心悸，胸闷漾漾欲呕，舌白苔腻，脉象弦滑，当温化痰饮方法。宜小半夏汤（半夏、生姜）。

经验用方：法半夏 5 钱，陈皮 4 钱，苍术 5 钱，茯苓 5 钱，煨姜 2 钱，泽泻 4 钱。

5. 停滞呕吐

呕吐厌食，嗳气吞酸，胸脘胀满，得食愈甚，脉实大两关独滑，舌苔垢厚，大便味恶，消导化滞方法。如保和丸。

经验用方：半夏曲 4 钱，青皮、陈皮各 4 钱，马尾连 4 钱，焦山楂 5 钱，花槟榔 4 钱，竹茹 4 钱，枳实 3 钱。

6. 呕吐之后，胃气失降

呕吐为日较多，气机有升无降，心烦恶心，胃不思纳，舌白苔腻，边有齿痕，脉象力弱，仍带弦象。可用旋覆代赭汤加减，正气不足时，加党参以助正气。

经验用方：旋覆花 3 钱，代赭石 4 钱，煨姜 2 钱，半夏 4 钱，陈皮 2 钱，灶心土 3 两，党参 3 钱。

二、虚证

1. 胃虚气弱

久病之后，胃虚气弱，脾阳不运，中脘闷满，周身酸楚乏力，四肢不温，胃纳不佳，得食欲吐，舌胖苔腻，脉象沉迟濡弱，用香运温中方法。香砂六君子汤加减。

经验用方：党参 3 钱，茯苓 4 钱，苍术、白术各 3 钱，甘草 2 钱，木香 2 钱，高良姜 1 钱 5 分，砂仁 1 钱，陈皮 2 钱，半夏 3 钱。

2. 胃虚且冷

中阳不足，久则化寒，喜暖喜温，不思饮食，遇寒即呕，四肢逆冷，二便清利，舌胖润，苔白腻，温胃理中方法，用理中汤。

经验用方：川桂枝 2 钱半，白芍 2 钱半，炙甘草 1 钱，炮姜 2 钱，肉桂 1 钱，炒小茴香 2 钱，淡吴茱萸 2 钱半，白蔻仁 5 分（冲）。

3. 胃阴不足

呕吐反复发作，胃阴受伤，口干咽燥，不思饮食，舌红少津，脉象细数，滋阴养胃方法，宜麦门冬汤（麦冬、半夏、人参、甘草、粳米、大枣）。

经验用方：沙参 4 钱，麦冬 3 钱，法半夏 4 钱，姜炒竹茹 4 钱，五味子 3 钱，天花粉 3 钱，代赭石 4 钱。

虚　劳

虚是指正气虚损不足，劳是劳累过度，全是不足的症状，古代文献中有五劳、七伤、六极，名目繁多不外正虚的部位不同，所以出现的症状就有所区别。或从五脏而论，或从气血而分，或从升降多寡以分别治疗的法则。归纳起来，不外禀赋不足与劳伤过度两类。前者为先天禀赋不充而后者实属积劳致疾。兹分气、血、阴、阳，症状及治法讨论如下：

一、气血阴阳

1. 气虚

面色萎黄，倦怠乏力，气分短促，虚虚作喘，下肢浮肿，动则自汗，时发寒热，脉象虚濡，甚则沉弱无力，舌白胖润，苔腻液多，用益气补阳方法。如四君子汤。

经验用方：党参 3 钱，黄芪 4 钱，苍术、白术各 3 钱，炙甘草 1 钱，茯苓 4 钱，半夏 3 钱，陈皮 2 钱，木香 2 钱。

2. 血虚

面白不华，形体削瘦，头眩心悸，怔忡梦多，肌肤干涩，舌红润甚则舌淡白，脉象沉细，月经少甚则闭经，小溲色黄，大便干结。治当养血育阴方法。如四物汤。

经验用方：生地 4 钱，白芍 5 钱，当归 3 钱，川芎 1 钱，旱莲草 4 钱，女贞子 4 钱，黑大豆 4 钱，黑芝麻 4 钱，首乌藤 1 两。

3. 阳虚

气虚日久，阳气大伤，四肢逆冷，大便溏薄，头晕懒言，倦怠恶寒，阳事不举，胃纳衰少，喜暖欲寐，面色苍白无神，脉沉、迟、弱、微，舌淡苔润。益气扶阳，引火归元。金匮肾气丸法。

经验用方：川桂枝 3 钱，淡附片 3 钱，党参 3 钱，白术 3 钱，熟地 5 钱，茯苓 4 钱，炙甘草 3 钱，山萸肉 3 钱，肉桂末 5 分（冲）。

4. 阴虚

阴虚则阳亢，亢则化火，故两颧潮红，烦躁易怒，失眠潮热，盗汗舌干，咳嗽咽干声音嘶哑，舌质红苔中剥，或生口疮，大便干结，遗精，失血等症。脉必细弦小数，治疗当用滋阴折热方法。六味地黄丸之类。

经验用方：银柴胡 3 钱（鳖血拌抄），香青蒿 3 钱，地骨皮 4 钱，白芍 4 钱，生地黄 4 钱，龟板 5 钱，知母 3 钱，沙参 5 钱，天冬、麦冬各 3 钱，山药 1 两，五味子 2 钱。

二、虚劳症状

1. 潮热恶寒

营阴亏耗日久，日晡潮热必作，阴虚则阳亢，血少故阴分失于濡养，证见手足烦热，午后日晡（傍晚）出现身热，如潮水之定时，故称潮热，卫气虚则表阳不固，故见外寒之象。舌瘦质红，脉象细数，用滋阴退热方法，如拯阴理劳汤（人参、麦冬、五味子、当归、白芍、生地、龟板、女贞子、薏苡米、橘红、丹皮、莲子、百合、炙甘草）。

经验用方：银柴胡 3 钱，白芍 4 钱，青蒿 2 钱，地骨皮 4 钱，生地 4 钱，龟板 5 钱，百合 4 钱，女贞 4 钱，麦冬 4 钱，沙参 4 钱，五味子 2 钱。

2. 自汗盗汗

自汗是醒时出汗，多属阳虚卫外不固。盗汗是寐中出汗醒则汗止，属于阴血虚而营不内守。这是从症状上来区分自汗与盗汗，但是具体在虚劳病中仍需从脉舌证各方面进行辨证。阴虚多脉必弦细，舌必绛干体瘦；阳虚多脉必濡弱微虚，舌胖滑润，有齿痕。可考虑用玉屏风散（黄芪、防风、白术）、当归六黄汤（当归、黄芪、黄芩、黄柏、生熟地黄、黄连）、牡蛎散（牡蛎、黄芪、麻黄根、浮小麦）。

经验用方：生黄芪皮 4 钱，白术 2.5 钱，防风 1 钱，黄芩 4 钱，生地黄 5 钱，生牡蛎 1 两，浮小麦 1 两。

3. 咳血

肺阴不足，气逆咳呛，肺络损伤，咳嗽气呛，痰中带血，甚则气短喘促失音，脉多细数，舌红尖绛且干，宜补肺滋阴，润燥止红。百合固金汤之类（生地、熟地、玄参、川贝母、苦桔梗、甘草、麦冬、白芍、当归、百合）。

经验配方：沙参 4 钱，川贝母 3 钱，麦冬 3 钱，白芍 4 钱，生地 5 钱，五味子 3 钱，茯苓 5 钱。

配合抗痨药物。

4. 眩晕、耳鸣、耳聋

脑为髓海，肾家主之，肾虚则髓空，下虚则上实，肾虚则两耳不聪，在虚劳病中，以不足方面较多，故脉多沉细两尺无力，用填补下元方法。如河车大造丸（紫河车、党参、熟地、杜仲、牛膝、天麦冬、龟板、黄柏、茯苓）。

经验用方：熟地黄 5 钱，芡实 5 钱，杜仲 4 钱，龟板 4 钱，山药 1 两，枸杞子 3 钱，楮实 4 钱，胡桃肉 5 钱，生牡蛎 1 两。

5. 惊悸、怔忡、健忘

惊悸、怔忡、健忘、失眠、梦多，在久病时多为心血不足，肝虚失养，早期多半是阴血不足，晚期时阳分也虚，阴血不足当以养血育阴为主如天王补心丹（当归、地黄、天麦冬、酸枣仁、柏子仁、远志、丹参、党参、元参、茯苓、桔梗、五味子）。心阳不足时，可用归脾汤。若阴虚胆热上扰时，必须先用温胆汤。

经验用方：党参3钱，白术3钱，黄芪3钱，当归3钱，炙甘草3钱，茯神4钱，远志3钱，炒枣仁4钱，龙眼肉1两，竹茹4钱，枳实1钱。

6. 胃纳差

中焦脾胃运化失职，当以补中益气方法，脉必濡，舌胖嫩，便溏乏力，可用香砂六君子丸，若脾胃阴分不足，虚热液少，舌红口干，脉象细数，大便干结。必用甘寒育阴方法。益胃汤（沙参、麦冬、生地、玉竹、冰糖）。又有脾胃消化欠佳，舌厚苔黄根腻，用消导健运为主，如保和丸。

经验用方：①党参2钱，茯苓4钱，白术3钱，甘草1钱，陈皮3钱，半夏3钱，砂仁1钱，焦三仙各3钱。②沙参4钱，麦冬3钱，生白术3钱，白扁豆4钱，山药1两。③薏苡米6钱，玉竹4钱，焦三仙各3钱，砂仁1钱。

7. 腰痛、遗精、阳痿

腰者肾之府，肾虚则腰痛，肾气不足，多遗精阳痿，当然，如湿热下迫，风邪留恋，络脉不和也能出现腰痛症状。必须结合具体情况，补不足，泻有余，湿当化，郁当宣。一般用六味地黄丸加减。

经验用方：独活1.5钱，桑寄生8钱，熟地5钱，杜仲4钱，补骨脂4钱，菟丝子4钱，楮实子4钱，芡实米4钱，丝瓜络3钱，当归4钱。

8. 肌肤甲错、消瘦

是指肌肤枯槁，甚则如鱼鳞状，同时肌肤消瘦，两目黯黑，这都说明瘀血内停，"内有干血"应当活血化瘀，如大黄蟅虫丸。

经验用方：银柴胡（鳖血拌炒）2钱，香青蒿3钱，天花粉

赵绍琴内科精要

3 钱，当归 3 钱，穿山甲 4 钱，桃仁 3 钱，红花 1 钱，赤芍、白芍各 5 钱，大黄粉 2 分（冲）。

水　肿 <small>（包括肾炎）</small>

　　水肿是体内水液潴留引起周身浮肿的疾病。中医的认识是肺、脾、肾三脏功能失调，三焦水道不利。肺气不宣，不能通调水道；脾失健运，水湿不得运化，恶水而成肿也；肾主水，而司二便，肾功能失调，水湿泛滥，故肿作也。三焦者，决渎之官，水道出焉，如三焦不利，水道不通，水肿即能产生。肾脉上连于肺，肺主一身之气，为水之上源，故肾病常能影响及肺，肺气宣化失职，亦能导致水肿，并能有喘逆不能平卧等症状。

　　《金匮要略》水气篇，根据不同的病因和脉证分为风水、皮水、正水、石水、黄汗五种。风水——脉浮骨节疼痛，恶风。皮水——脉浮、跗肿按之没指，不恶风，其腹为鼓。正水——脉沉迟、外证自喘。石水——脉沉，腹满不喘。同时《金匮要略》又说：水邪偏胜某脏，即可出现某脏的病症，所以又定出五脏水的名称。

　　水肿的辨证，可分为阳水与阴水两大类。阳水属表属实包括风水侵袭、水湿浸渍、湿热蕴结，阴水属里属虚，包括脾肾阳虚或脾肾阴阳两不足。

一、阳水

1. 风水侵袭，肺气不宣

　　湿郁蕴热已久，风邪分袭，身热头晕，眼睑头面水肿，逐渐上肢、颈部、胸部及全身，怕风骨节酸痛，舌白苔腻，脉象浮数，宣肺化湿，清利三焦。越婢加术汤（麻黄、石膏、生姜、甘

144

草、大枣、白术）。

经验用方：麻黄1钱，生石膏8钱，杏仁4钱，甘草1钱，生姜1钱，大枣5枚，苍术2钱。

2. 肺气不宣，湿热蕴蓄

一身水肿，身热烦渴，头晕且胀，甚则神志昏迷，小溲赤少，舌绛口干，脉象极数，湿热蕴郁较重，肺气不宣，三焦不利，宣化湿郁以利三焦，求其肿退。越婢加术汤加减。原方重用石膏、鲜茅根、鲜芦根，减麻黄加荆芥防风。

经验用方：苏叶1钱，荆穗3钱，防风2钱，蝉衣2钱，生石膏1两，杏仁3钱，赤芍3钱，连翘8钱，鲜茅根、鲜芦根各1两，焦山栀4钱，菖蒲3钱，甚则加安宫牛黄丸1丸分服。

3. 湿热蕴郁，三焦不利

水肿不减，体质诡实，胸脘痞闷，一身沉重，小溲色黄，大便干结，舌黄根厚，质红且干，两脉沉弦且实按之有力，湿热蕴郁，三焦不利，证脉俱实，可用峻下逐水法。如舟车丸之类（甘遂、芫花、大戟、大黄、黑丑、木香、青皮、陈皮、轻粉为丸，一方有槟榔）。

经验用方：苏叶2钱，羌活2钱，防风2钱，青皮、陈皮各3钱，茯苓皮5钱，大腹皮、子各5钱，赤小豆5钱，商陆2钱，黑白丑粉5分，大黄粉5分（分冲）。

4. 阳水日久，脾不运化

水肿为日较多，水肿四肢较重，肿处皮肤光泽，手按凹陷而不起，小便不畅，舌白淡腻，两脉濡缓。宜扶脾利湿以退水肿。五皮饮合五苓散。五皮饮（大腹皮、桑白皮、茯苓皮、陈皮、生姜皮）五苓散（泽泻、茯苓、白术、猪苓、桂枝）。

经验用方：防己4钱，茯苓5钱，防风2钱，黄芪4钱，桂枝2钱，大腹皮3钱，苍术、白术各2钱。

大医精诚万世师表

二、阴水

1. 脾气不足

水肿日久，正气不足，脾阳不振，运化无权，全身高度水肿，面色萎黄不华，胸脘闷胀，食欲久佳，大便溏薄，小溲不畅，四肢发凉，舌质淡、苔白滑，两脉沉缓，可用益气扶脾以退水肿，防己黄芪汤类（防己、黄芪、白术、甘草、生姜、大枣）。

经验用方：黄芪8钱，防己2钱，防风4钱，苍术、白术各3钱，茯苓8钱，苡米1两，冬瓜皮1两，陈皮3钱。

2. 脾阴不足

水肿为日较久，中阳不足，脾阴亦伤，心烦口干，周身浮肿，胃纳不佳，大便初硬不畅，四肢无力，手心灼热，舌质红，脉细弦，益其脾阴折其虚热，扶其脾阳以退水肿。参苓白术散加减（党参、茯苓、白术、扁豆、陈皮、山药、甘草、莲子、砂仁、苡米、苦桔梗、大枣）。

经验用方：沙参4钱，党参2钱，茯苓皮1两，生山药1两，生扁豆1两，生苡米1两，冬瓜皮、冬瓜子各1两，冬术3钱，大腹皮2钱。

3. 肾阳虚

水肿日久，全身弥漫作肿，腰以下重，按之凹陷而不起，下肢寒冷，精神困倦，舌体胖色淡滑润，脉沉迟，用温肾通阳退肿方法。实脾饮之类（附子、干姜、白术、甘草、厚朴、木香、草果、大腹子、木瓜、生姜、大枣、茯苓）。

经验用方：淡附2钱，淡吴茱萸2钱半，淡干姜2钱，白术3钱，炒川椒目1钱，茯苓1两，冬瓜皮1两，肉桂子1钱。

4. 肾阳肾阴两不足

久病脾虚及肾，水肿经久不退，按之不起，面色萎黄，一身无力，腰际酸痛，有时心烦，舌胖腻而尖部发红，脉沉弱按之细弦，填补其肾，温阳化湿，以退虚肿。真武汤合归芍地黄丸。

经验用方：附子3钱，白术4钱，芍药4钱，茯苓1两，当归4钱，熟地6钱，芡实8钱，山药8钱，山萸肉3钱，泽泻2钱。

中　风

中风是指猝然仆倒，昏不知人的疾患。伴随出现半身不遂，口眼㖞斜，言语謇涩。古代认为外风中人，明张景岳强调中风并非风邪，创立"非风论"。清叶天士认为：肝阳化风。这全是说明内因引起，不是外来之风邪中人。

中风的原因，主要是肝肾不足，肝阳过亢，化火生风，故卒倒而半身不遂矣。治疗方法，不外平肝，熄风、清火、化痰、补虚、泻有余补不足。这就是脑血管疾病，包括脑出血、蛛网膜下隙出血，脑血栓形成、脑栓塞、脑血管痉挛等。切不可以用辛温散风、升压、兴奋等药物。

一、中风与厥证、痫证的鉴别诊断

中风昏迷可见到口眼㖞斜，手足偏废，苏醒后多有后遗症。
厥证昏迷，多见四肢厥冷，无口眼㖞斜，手足偏废等。
痫证昏迷，伴有四肢抽搐，口吐涎沫，异发异常声音。

二、中风的"闭证"与"脱证"

1. 闭证
中风发作，两手握固，牙关紧闭，声如曳锯，面赤气粗，脉象洪数弦动，或沉涩弦实，舌苔黄腻质红且干，此痰热化火，阳闭重症，急用豁痰开窍，如局方至宝丹、安宫牛黄丸、紫雪丹或牛黄清心之类。

若痰湿阻遏，气分闭郁，热象不重，脉象沉滑，舌白腻厚，阴闭之证，用芳香开窍方法，如苏合香丸，加入竹沥3两，生姜汁3～4滴。

若牙关紧闭，可用乌梅擦牙，热郁过深时，可用冰块擦牙法。仍不能口服汤剂，可用鼻饲或直肠灌入。

若属滞热过重，大便不通，舌腻苔厚时，可用三化汤以疏风通腑（厚朴、枳实、大黄、羌活）。

经验用方：节菖蒲3钱，郁金2钱，天竺黄4钱，钩藤4钱，蝉衣2钱，珍珠母1两，知母3钱，黄芩4钱，竹沥2两，姜汁3～5滴，大黄粉3～5分（冲）。

另局方至宝丹2丸，分2次服。

2. 脱证

中风见目合口开，手不握固，鼻鼾遗溺，冷汗如油，手足逆冷，声嘶气喘，舌短面青，舌苔白滑润腻，两脉沉伏或微细欲绝，此阳气暴脱，最为危险，急当固护元阳，摄纳真阴，潜镇防变。重用参、附、芪加龙牡，以观动静。

经验方试用：人参粉1钱（冲），淡附片5钱，黄芪2两，生龙牡各2两，瓦楞子1两，黑锡丹2钱（分服）。

三、中风一般分类

1. 风痰

素无高血压等症状，头痛眩晕，肢体麻木枸挛，或半身不遂，口眼㖞斜，或身热恶寒，脉多滑濡，按之略弦，舌白苔腻，此属风痰阻于络脉，用疏风通络方法。如大秦艽汤，大小活络丹（符合脑血栓）。

大秦艽汤：秦艽、石膏、甘草、川芎、当归、芍药、羌活、独活、防风、黄芩、白芷、生地黄、白术、茯苓、细辛。

经验用方：秦艽 3 钱，羌独活各 1.5 钱，防风 2 钱，石膏 5 钱，黄芩 4 钱，赤芍 4 钱，当归 3 钱，炒地龙 3 钱，生牡蛎 1 两。

2. 肝阳上亢

肝肾阴分不足，肝阳上亢，头眩且晕，阵阵烦急，口燥咽干，大便干结，舌红且干，脉小滑数，平肝熄风，兼折虚热。羚羊钩藤汤加减（羚羊、钩藤、菊花、生地、桑叶、茯神、白芍、甘草、川贝母、竹茹）。

经验用方：钩藤 4 钱，生地 4 钱，天竺黄 4 钱，白芍 4 钱，川楝子 3 钱，菊花 3 钱，白蒺藜 4 钱，珍珠母 1 两，黄芩 3 钱。

3. 肝火过盛

肝阳独亢，亢则化火，火热上炎，发为中风、头痛、目眩、面红目赤，口燥咽干，心烦易怒，大便秘结，溲赤且少，舌绛红苔黄燥，脉象弦数而大，按之有力，清肝降火，泻其有余，用龙胆泻肝汤加黛蛤散、竹沥、姜汁。

经验用方：龙胆草 3 钱，栀子 3 钱，黄芩 4 钱，柴胡 2 钱，川楝子 4 钱，钩藤 4 钱，生地 4 钱，夏枯草 4 钱，生石决明 1 两，蝉衣 2 钱。

另紫雪丹 2 钱（分冲），或用牛黄清心丸 2～4 丸，方中加瓜蒌 1 两，元明粉 1.5 钱（冲），羚羊粉 3 分（冲）。

4. 湿痰阻络

体丰湿痰素盛，中风半身不遂，言语謇涩，面白痰多，四肢麻木沉重，舌腻苔白，脉象滑濡，清化痰湿，宣窍涤痰，用导痰汤（半夏、茯苓、陈皮、炙甘草、南星、枳实）。

经验用方：胆南星 4 钱，枳实 2 钱，橘红 3 钱，钩藤 4 钱，茯苓5钱，半夏曲4钱，远志3钱，生海石5钱，莱菔子2钱，冬瓜子1两，菖蒲2钱，郁金2钱。

5. 血瘀气弱

中风之后，半身不遂，言语不利，（脑血栓）两手时常发麻，自觉疲乏力弱，舌胖苔白，脉象沉濡，用益气化瘀兼通经络，补阳还五汤（黄芪、当归、川芎、地龙、赤芍、桃仁）。

经验用方：生黄芪2两，当归2钱，川芎2钱，赤芍4钱，桃仁2钱，炒地龙5钱，丝瓜络3钱。

6. 气虚

中风之后，行走不利，言语謇涩，自觉精神疲倦，心悸气短，懒言无力，小溲清长，大便溏软，脉象虚弱或细弦。可用填补下元阴阳两顾。地黄饮子加减（熟地、山萸肉、石斛、麦冬、五味子、菖蒲、远志、苁蓉、桂枝、附子、巴戟天、薄荷）。

经验用方：上午服六君子丸，每日3钱；下午服六味地黄丸或归芍八味地黄丸，每日2～3丸。

耳鸣、耳聋

耳为肾之外窍，胆脉环走耳前后。《灵枢·脉度篇》说："肾气通于耳，肾和则耳能闻五音矣"。所以说耳病与肾、肝胆经有关系。一般说，凡是属于虚的，多责之为肾虚。言火者多说肝胆火盛。我们也从虚实两方面进行讨论。

一、肝胆火盛，上扰清窍

凡属火热实邪，多发为暴，时间较短，当然，也有虚证里证，再挟上新病的肝热，那就复杂多了，一般常见的为耳鸣、耳聋，心烦口干，恼怒后则病势即增，舌红口干，便结溲赤，夜寐梦多，时或头眩面赤，脉多弦数，当用清泻肝火方法。如柴胡清肝散（柴胡、生地、赤芍、牛蒡子、当归、连翘、川芎、黄芩、生栀子、天花粉、防风、甘草）。

经验用方：桑叶3钱，菊花3钱，苦丁茶3钱，柴胡2钱，黄芩4钱，川楝子3钱，栀子2钱，龙胆草1钱半，防风2钱。

二、肾阴不足，下元衰弱

《内经》说："精脱者耳聋"，耳为肾之外窍，下元不足，精气亏损，故耳渐不聪，终于两耳日聋，（多见于老人），并伴有腰酸腿软一身无力，脉象虚弱，头晕易怒，舌胖苔白质红口干，可用填补下元方法。如耳聋左慈丸（地黄、山药、山萸肉、丹皮、泽泻、茯苓、五味子、磁石）。

经验用方：熟地5钱，芡实4钱，楮实子4钱，山萸肉3钱，山药1两，五味子3钱，磁石5钱。

阳　　痿

阳痿是阴茎不举之证。一般说阳痿的原因都属肾气不足。但也不尽然，也有湿热浸淫，宗筋弛缓，也有由于过度脑力劳动，无暇顾及性生活方面，日久也可能成为痿证。总的说来，一定要从四诊方面仔细观察才能不误。

一、思虑过度，心脾不足

由于思虑过度，日久则心脾皆亏，心虚故心悸，脾虚则饮食不甘，疲乏无力，夜寐不安，梦多不恶，劳累则病势即增，养心安神，扶脾益气方法，如归脾汤。

经验用方：党参2钱，当归3钱，白术3钱，生黄芪3钱，炙甘草1钱，茯神4钱，炒枣仁4钱，木香1钱，龙眼肉1两，生牡蛎1两。

二、肾阳不足，命门火衰

少年斫丧过早，或纵欲竭精，久则命门火不足，腰酸腿软，下肢虚冷，逐渐阳事不举，成为阳痿证。舌胖嫩苔滑润，边有齿痕，脉象沉迟两尺尤甚。面色枯萎不荣，色㿠白，头晕后脑作痛，温补下元，治在肝肾。宗五子衍宗法（枸杞子、覆盆子、菟丝子、五味子、车前子）。

经验用方：熟地黄4钱，芡实米8钱，枸杞子4钱，覆盆子3钱，菟丝子3钱，当归身3钱，山萸肉1钱，巴戟天3钱，补骨脂4钱。

三、湿热下注，宗筋弛缓

由于湿热久蕴，下焦宗筋弛缓，小溲赤热，大便初硬后溏，一身无力，心烦梦多，舌绛苔腻根厚，两脉沉濡，按之弦细，清化湿浊，兼以泻热。辛辣黏腻皆忌。二妙丸加减。

经验用方：黄柏2钱，苍术1钱半，防风2钱，川楝子3钱，泽兰3钱，菖蒲2钱，郁金2钱，六一散4钱（冲），焦三仙各3钱。

四、肝胆郁热，互阻不化

由于胆火胆热蕴结已久，肝热下迫，宗筋失养，因成阳痿，病日较短，病发较速，可急用清肝泻火法。龙胆泻肝汤方。

经验用方：青黛粉2钱（冲），川楝子4钱，防风2钱，龙胆草2钱，柴胡3钱，黄芩4钱，栀子3钱，杏仁3钱，苍术1钱半。

五、老年肝肾早亏，下元虚损

老年肝肾早亏，下肢逆冷，行动不利，大便溏稀，小溲清长，腰酸两目视物不清，宜填补下元，温养肝肾。固精丸加减（菟丝子、家韭子、牡蛎、龙骨、五味子、桑螵蛸、白石脂、茯苓）。

经验用方：芡实米 5 钱，菟丝子 3 钱，巴戟天 4 钱，仙茅 3 钱，仙灵脾 3 钱，补骨脂 3 钱，桑螵蛸 3 钱，鹿角胶 3 钱，生龙牡各 5 钱。

遗　精

遗精分两种：梦与女交而遗精的为梦遗，没有梦感而精液自滑或见色而流精名为滑精。

遗精的发生，不完全属于病理现象，成年男子身体健康，偶有遗精（每月不超过 2～3 次）属于正常。或已婚男子，不与爱人同居，偶有遗精，亦属正常，不能按病论治。

一、心神不宁，虚火妄动

用心过度，思欲未遂，头晕心悸，寐欠安宁，由于肾阴不足，虚火妄动，梦遗心烦，大便干结，口红口干甚则口舌生疮，脉见细弦小滑，可用镇心安神方法，如安神定志丸（茯苓、茯神、人参、远志、石菖蒲、龙齿）。

经验用方：朱茯苓、朱茯神各 4 钱，沙参 8 钱，远志 4 钱，菖蒲 2 钱，麦冬 3 钱，元参 5 钱，生龙齿 1 两，朱灯心 3 分。

二、肾精不藏，相火偏盛

肾阴久亏，阴分不足，阴虚则相火偏盛，虚热扰于精室，虚热则妄动，肾精封藏失职，则精不固而精液自遗。肾虚故腰酸，虚热上扰故头晕耳鸣，疲乏无力，久病体弱，形气消瘦，面色不华，精神疲惫，时时精液自流，滑精作矣。脉象沉弱，舌白尖红，可用滋补清火方法。可用大补阴丸（黄柏、知母、熟地、龟板、猪脊髓为丸）。

经验用方：细生地5钱，白芍5钱，知母2钱，黄柏2钱，龟板4钱，生牡蛎5钱，芡实米1两。

三、肝热上扰，胆火过炽

由于肝胆郁热，相火妄动，心烦急躁，寐则恶梦纷纭，咽燥口干，舌红尖绛，肥刺满布，苔黄根厚，口臭味恶，大便干结，小溲赤热，脉象弦滑而数，一派肝胆火炽之象，急用龙胆泻肝汤方法（龙胆草、栀子、黄芩、柴胡、生地、车前子、泽泻、连翘、木通、归尾、黄连、甘草、大黄）。

经验用方：龙胆草3钱，柴胡3钱，黄芩4钱，黄连2钱，栀子3钱，防风2钱，郁金2钱，大黄2钱，木通1钱，钩藤4钱。

四、湿热下注，热迫相火

素嗜茶酒厚味，湿热蕴郁下焦，相火妄动挟湿热下迫，故遗精发作，口淡且苦，一身酸楚，四肢乏力，舌多黄腻，脉见濡数，当以分化湿热为法。用防风通圣散。

经验用方：防风2钱，大黄1钱，芒硝5分，荆芥3钱，麻黄1钱，栀子3钱，黄柏2钱，冬瓜皮1两，黄芩3钱，六一散4钱（冲）。

积　聚

积聚是指腹内有病块的一种疾病。根据病块的性质不同，故分别为积与聚。五脏为积，六腑为聚，积为固定不移，痛有定处，聚为聚散无常，痛无定所，积为有形，积渐成块，病在血分，聚为无形，触之随发，病在气分，聚病较轻，积病较重。又有癥瘕之说，以结块曰有形可征为之癥，假物成形为之瘕，故癥积而不移，瘕聚散无常。

秦越人《难经》里说："肝之积曰肥气，在左肋下，如复杯，有头足，久不愈，令人发咳逆，痎疟，连岁不已。心之积曰伏梁，起脐上，大如臂，上至心下，久不愈，令人病烦心，脾之积名曰痞气，在胃脘，腹大如盘，久不愈令人四肢不收，发黄疸，饮食不为肌肤。肺之积，名曰息贲，在右肋下，复大如杯，久不已，令人洒淅寒热，喘咳，发肺壅。肾之积名曰贲豚，发于少腹，上至心下，若豚状，或上或下无时，久不已，令人喘逆，骨痿少气"。当然，这是古人的看法，自己认为：积聚这种病，可能一部分是脏器本身的肥大，或者是脏器病变的现象，再一部分即可能是肿瘤一类的疾病，积聚从现代医学来看，是属于肝脾肿大，腹腔肿瘤、宫外孕、肠系膜淋巴结核、肾下垂、肠功能紊乱、机械性肠梗阻、幽门梗阻等。聚和瘕多是内部的痉挛，所以说发则有形，移时又无异物。从中医的辨证治疗及用药方法，分述于下。

一、肝郁气滞

1. 肝气横逆

恼怒之后，气分不畅，木郁横逆，腹中攻窜胀痛，时聚时散，肝络胁下故脘胁之间不适，舌苔薄白，脉象弦细按之不畅，宜疏调气机，以缓聚痛。柴胡疏肝散（柴胡、芍药、枳壳、川芎、香附、甘草）。

经验用方：柴胡2钱，苏梗3钱，半夏3钱，厚朴2钱，茯苓3钱，青皮、陈皮各3钱。

2. 血虚肝郁

素体血虚，肝阴失养，络脉因之不和，肝脉循胁肋络阴器，故两肋刺痛而少腹前阴抽胀作痛，舌瘦尖红，脉象细弦，宜养血和阴，定抽缓痛，宗逍遥散。

经验用方：柴胡3钱，当归3钱，白芍4钱，茯苓3钱，木瓜3钱，川楝子3钱，青陈皮各3钱，炙甘草1钱，生牡蛎5钱。

3. 肝郁寒凝，互阻络脉

由于血虚肝郁，阴分不足，久则化热，口干思凉，恣食生冷，寒阻气机，寒与热交阻不化，脘腹阵阵绞痛，舌红口干，脉象沉涩，甚则沉紧，温寒拈痛，养血育阴。用逍遥散加理中汤之意。

经验用方：柴胡3钱，当归3钱，白芍3钱，炙甘草1钱，炒小茴香1钱半，炒官桂1钱半，炮姜1钱半，木香2钱。

4. 肝气郁结，血分受阻

肝郁蕴热，深入血分，胁下有块，既胀且痛，按之则更甚，舌红苔腻，脉象弦细略数，每于夜间病势增重，行动后痛势渐缓，大便色深，小溲色黄，理气活血，消积缓痛。金铃子散、失笑散化裁治之。

经验用方：川楝子3钱，元胡1钱（研冲），炒五灵脂3钱，生蒲黄3钱，生香附3钱，丝瓜络3钱。

二、气滞血瘀

由于气分滞涩，腹部积块明显，硬痛不移，面色黧黑，皮肤干涩，形体削瘦，癸事色深有块，阵阵心烦，舌质红苔白边暗根部厚腻，两脉沉涩，久病深入血分，络脉失于和调，血气凝结，活血化瘀，行气拈痛。用膈下逐瘀汤（桃仁、丹皮、赤芍、乌药、元胡、当归、川芎、灵脂、红花、香附、甘草、枳壳）。

经验用方：木香2钱，桃仁2钱，赤芍3钱，元胡1钱（研冲），当归3钱，五灵脂3钱，红花1钱，枳壳3钱。

三、气血不足，瘀结日久

积块坚硬日久，疼痛日渐加剧，面色萎黄削瘦，花斑不匀，色素沉着，舌质紫有瘀斑，苔白滑有齿痕，胃纳欠佳，二便不畅，自觉疲乏无力，脉象细弱，宜益气补血，活络化瘀。考虑用攻积丸（吴茱萸、干姜、官桂、川乌、黄连、橘红、槟榔、茯苓、厚朴、枳实、人参、沉香、琥珀、元胡、半夏曲、巴豆霜）合八珍丸。

经验用方：丸方

旋覆花5钱，当归1两，赤芍、白芍各1两，肉桂5钱，元胡3钱，炙鳖甲3钱，党参1两，茯苓1两，白术1两，枳实5钱，黄连5钱，莪术5钱，三棱5钱，独活5钱，防风5钱，焦楂炭2两，青皮、陈皮各1两。

上药共为细末，炼蜜为丸，如梧桐子大小，每日早、午、晚各服2钱，白开水送下，如遇感冒暂停。

四、正虚气弱，络脉失和

素体薄弱，正气又虚，肝郁不畅，腹中似有积块，过劳即发，得休息则病势即缓，脉象微弱，气分不足，一身无力，舌白苔润，宜益气补正，少佐活络，方用八珍汤。

经验用方：当归3钱，生地3钱，白芍3钱，川芎1钱，党参2钱，茯苓3钱，白术3钱，炙甘草2钱，丝瓜络3钱。

外用阿魏化痞膏，贴于患处。

五、结语

积聚是从腹中有病块而定名，当然，病情复杂，诊断应当细微，如不是肿瘤一类的疾病，确属气血流通不畅，根据正虚邪实或正不虚病初起等各方原因，尽量做到细微诊断，再进行辨证治疗，预后比较理想。

呃　逆

呃逆是呃呃连声，气分上逆，声短且频。呃逆有偶然和持续发作两类。偶然短暂的，不药自愈，属于一时的气机不调，或用闭息、受惊、刺鼻取嚏，皆可即愈。张景岳说："致呃之由，总由气逆"。气逆之根，名目繁多，食滞痰湿，过食生冷，寒热交阻，木郁横逆，郁热化火或胃阳不足，升降失和，胃热上冲，中虚气逆等，皆能导致本病。又有老年久病或病重危笃，胃气已败，也能出现呃逆，这是预后严重之兆。

一、气滞痰湿互阻

肝郁气滞，痰湿不化，呃逆连声，声音响亮，舌白苔腻，脉象弦滑，宜疏调气机，兼化湿郁，四七汤法。

经验用方：半夏曲4钱，苏梗3钱，厚朴2钱，茯苓4钱，旋覆花4钱，郁金2钱。

二、肝火胃热，气逆上冲

肝热化火，胃热上冲，呃逆连声，声音响亮，舌红口干，脉象弦实有力，宜辛开苦降，理气定呃。方如丹溪泻心汤（黄连、半夏、生姜、甘草）。

经验用方：川楝子 4 钱，黄芩 3 钱，黄连 2 钱，半夏 4 钱，生姜 1 钱，陈皮 3 钱，山栀 3 钱。

三、寒呃

多由病后中气不足，胃气虚弱，故患者畏寒，手足欠温，倦怠乏力，舌白苔腻，脉象沉细，用温中降逆方法，如丁香柿蒂汤（丁香、柿蒂、人参、生姜）。

经验应用方：丁香 1 钱，柿蒂 3 钱，党参 3 钱，生姜 1 钱，陈皮 2 钱，旋覆花 3 钱。

四、虚呃

素体不足，中阳又虚，过食生冷，阳气受遏，呃逆声低势微，形气不足，脉虚弱，舌胖白苔滑润，温中益气，降逆和胃法。用旋覆代赭汤（旋覆花、代赭石、党参、甘草、半夏、生姜、大枣）。

经验用方：党参 3 钱，旋覆花 3 钱，代赭石 4 钱，甘草 2 钱，半夏 3 钱，生姜 1 钱，大枣 10 枚，黄芪 4 钱。

噎　嗝

噎，是哽噎不顺；嗝，是胸膈阻塞，饮食不下。这种病多见于老年人，一般说来与饮酒关系甚大。实在说就是食管癌。当

大医精诚万世师表

然，在早期是能够治疗的，也能痊愈，必须各个方面进行配合，不能独持药石。从中医的认识，本病是由津血虚衰，胃脘枯槁，气血瘀结，以致食物不能下行，为本病的主要原因。所以说，嗜酒过度，食管经常刺激，精血津液枯槁，气血流通不利，久则成噎。忧思过度，情志不遂，血气瘀滞，流行不畅也能成为噎嗝。对于这种病，必须早期预防，忌怒禁酒，禁一切刺激食物为要。

一、气分郁结

在早期多属气分郁结，由于气分郁结不畅，咽部食管阻塞不畅，发生气噎作痛，每遇心情抑郁则病势必重，心情舒畅即噎势渐轻，其他无阳性体征，治疗可用疏调气机方法，如越鞠丸、逍遥散、四七汤之类。

经验用方：旋覆花3钱，香附3钱，炒山栀3钱，青皮、陈皮各3钱，半夏曲4钱，苏梗3钱，枳壳3钱。

二、津液枯槁

阴分不足，津液枯槁，形体渐瘦，大便艰涩，状如羊屎，脉象弦细，舌红苔白，宜润燥生津，少佐理气。方如启膈散（沙参、丹参、茯苓、川贝、郁金、砂仁、荷叶蒂、杵头糠）。

经验用方：沙参5钱，旋覆花3钱，丹参4钱，川贝母3钱，郁金2钱，苏木3钱，三七粉3分（冲）。

三、噎久血结，津血皆虚

噎嗝已成，血分瘀阻，阴液大伤，面色黑浊削瘦，脉见沉涩或沉弦，可用养血育阴，破血化瘀。方如通幽汤（地黄生熟各半、桃仁、红花、当归、甘草、升麻）。

经验用方：生地黄5钱，赤白芍各4钱，川贝母3钱，旋覆花3钱，红花1钱，桃仁2钱，丹参5钱，代赭石4钱。

附：反胃

反胃是饮食入胃，久久始能反出，吐物皆属完谷不化，此系真火式微，胃寒脾弱，不能消谷。这种病的特点，是食入不化，停留中脘，经过一天或半日，完全吐出，吐势缓慢，状若完谷，并无异味，四肢发冷，所以称之为"朝食暮吐、暮食朝吐"。这种病多是由渐而来，反复发作，病人多属阳虚之状，面色㿠白，唇口无华，神乏疲惫，胃纳不甘，脉多沉细无力，甚则沉迟不应指，舌胖苔腻滑润液多，大便溏薄，小溲短少，形体削瘦无力，一般以温中和胃降逆止吐，方如旋覆代赭汤。香砂平胃丸。大半夏汤（半夏、人参、白蜜）。重者可用温中和胃治在脾肾。用附子理中汤（人参、白术、干姜、炙甘草、附子）。

经验用方：党参3钱，旋覆花3钱，代赭石4钱，白术3钱，干姜2钱，附子3钱，炙甘草2钱，灶心土1两。

徐徐温服，二至三天后减轻，七日后如愈。

劳　瘵

这是传染性疾病，古称"传尸"，也就是结核病。《外台秘要》骨蒸传尸等篇，对劳瘵的病理、症情、治疗、预后、摄生等都有进一步的发挥，并认识到它的传染性。在《外台秘要》救急骨蒸候说："初著盗汗，盗汗以后即寒热往来，寒热往来以后，即渐加咳，咳后面色白，两颊见赤如胭脂者，团团如钱许大，左卧则右出，唇口非常鲜赤"。这都说明劳瘵的典型症状。

劳瘵（肺结核）的主要症状，如潮热、盗汗、咳嗽、咯血、失眠、消瘦等。一般的脉象是细小弦数，这都能看出是阴伤血少，肝热火旺的现象。所以喻昌认为："阴虚者十之八九"。今分咳嗽咯血，骨蒸潮热，自汗盗汗、失眠梦多四部分进行辨证论治，述之于后。

一、咳嗽咯血（参考咯血）

二、骨蒸潮热

劳瘵属于阴分不足，凡阴虚则阳亢，日晡阴分之时必潮热，因为阴亏血少，故初扪之不太热，久之热感渐甚，名为骨蒸潮热，热则消耗阴液故形体日渐削瘦，面色黑浊。舌红且瘦脉象弦细，用滋阴清热退蒸法。秦艽鳖甲散（秦艽、鳖甲、银柴胡、当归、地骨皮、青蒿、知母、乌梅）。

经验用方：银柴胡2钱，青蒿2钱，炙鳖甲4钱，地骨皮4钱，知母2钱，生地4钱，白芍4钱，川贝母3钱，沙参5钱。

三、自汗盗汗

自汗者属阳虚，阳虚表不固，故动则汗出，表虚津液为之发泄也。盗汗阴虚之征也，阴虚热自生，故骨蒸而热迫津液外出，睡后尤甚。阳虚以固表止汗为治，如玉屏风之类（黄芪、白术、防风）。阴虚以和阴泻热为主，如当归六黄汤（当归、黄芪、生地、熟地、黄柏、黄连、黄芩）。

经验用方：①黄芪1两，防风2钱，白术3钱，浮小麦1两，生龙牡各1两（阳虚）。②生黄芪5钱，浮小麦1两，黄芩4钱，黄柏2钱，马尾连3钱，知母2钱，生地黄4钱，生蛤壳1

两（阴虚）。

四、失眠梦多

劳瘵日久，阴亏血少，必致失眠梦多、惊悸健忘等症。久病及肾，肾阴亏损，不能上交于心，虚热内生，扰乱心神而致心烦梦多，心悸失眠、头晕健忘，舌红少津，脉细数，宜以泻南补北、交通心肾为治，方如黄连阿胶汤（黄连、黄芩、芍药、阿胶、鸡子黄）；病久伤血，方如天王补心丹（当归、地黄、天冬、麦冬、酸枣仁、柏子仁、远志、丹参、党参、元参、茯苓、桔梗、五味子）。若阴虚胆热上扰时，必须先用温胆汤。

经验用方：①肾阴不足，心火独亢：川黄连5分（研冲），阿胶珠4钱（烊化），黄芩3钱，白芍6钱，合欢皮14钱，沙参4钱，麦冬4钱，何首乌3钱，竹茹2钱，鸡子黄2个（打冲）。②心脾两虚、心神失养：党参3钱，白术4钱，黄芪4钱，当归4钱，炙甘草3钱，茯苓4钱，远志4钱，炒枣仁4钱，合欢皮4钱。

治疗劳瘵在辨证论治的基础上，一定配合抗痨药物，增强体力锻炼，才能加快痊愈的期限。

失　音

失音是发音嘶哑，《内经》称之为"瘖"。"肺为声音之门，肾为声音之根"。中医的认识，失音症与肺肾关系密切，叶天士说：金实则无声，金破碎亦无声。金水互生，故病在肺肾。当然，声带生其他赘生物时，也能影响发音，需从手术考虑。张景岳说："瘖哑之病，当知虚实，实者其病在标，因窍闭而瘖也，虚者其病在本，内夺而瘖也。"故当从虚实论治。

一、实证

1. 寒包火

外感风寒，内热蕴郁，恶寒体痛，脉象紧浮，按之数而有力，舌苔薄黄质红，口渴喉痛，用苦甘泻热方法，如桔梗汤（苦桔梗、生甘草）。

经验用方：苦桔梗3钱，生甘草3钱，牛蒡子2钱，苏叶4钱，前胡2钱。

2. 外感风凉

头痛鼻塞，咳嗽寒热，音哑一身酸痛，舌白苔腻，脉象浮紧，宜疏解风寒，宣肺解喑。金沸草散（金沸草、前胡、细辛、半夏、荆芥、甘草、茯苓、生姜、大枣）。

经验用方：苏叶2钱，杏仁3钱，前胡2钱，荆芥2钱，金沸草3钱，芦根5钱。

3. 痰热交阻、肺气不宣

痰湿素盛，蕴热久郁，肺气不宣，声音重浊不扬，痰多稠黄，口苦咽干，舌苔黄腻，脉象滑数，清肺化痰，求其音复。用二母散（知母、贝母）。

经验用方：前胡2钱，苦桔梗3钱，川贝母3钱，知母2钱，牛蒡子3钱，菖蒲3钱，生海石4钱。

二、虚证

1. 肺燥津少

肺阴不足，津液亏耗，口燥咽干，喉痒音哑，干咳无痰，舌红干绛，脉小且数。病属肺燥津少之证，宜养肺阴，以润燥，清金止哑。清燥救肺汤。

经验用方：南北沙参各5钱，天门冬、麦门冬各4钱，生甘草 2 钱，阿胶 3 钱，生地黄 4 钱，元参 4 钱，玉蝴蝶 3 钱，凤凰衣 2 钱。

2. 肾阴不足

素体肝肾两亏，经常腰痛腿酸，咽燥音哑，虚烦不寐，舌质绛红，脉象细数。养其肾阴，滋水折热，求其音复，用都气丸（六味地黄丸加五味子）。

经验用方：生地黄、熟地黄各 4 钱，山药 1 两，山萸肉 3 钱，丹皮 3 钱，茯苓 4 钱，泽泻 3 钱，何首乌 1 两，黄精 4 钱，五味子 3 钱。

三、其他

除了以上介绍的之外，由检声带生瘤或有癌的可能，必须早期发现，进行治疗，包括中药、西药、化疗、理疗、放射疗法等。仍需配合体育锻炼等，各方面注意，不可单持服药或只一种疗法，恢复较慢。

肺　　痈（附：肺痿）

肺痈是肺脏生疮的一种疾病，起因多由外感风热，或饮酒过多，或热蕴于肺，久则化脓生疮。症状是咳嗽、胸痛、吐脓血腥臭。根据化脓程度不同，兹分三个阶段分述于下。

一、肺痈初起

外感风热，肺胃不清，身热头晕，微有寒热，咳嗽咽干，胸膺作痛，痰吐黄稠，舌红苔腻，脉象浮数，宜辛凉清解，肃降折热。饮食当慎，防其肺热致痈。银翘散加减。

经验用方：薄荷 2 钱，前胡 2 钱，浙贝母 4 钱，杏仁 3 钱，苏子 3 钱，黄芩 4 钱，生石膏 4 钱，鲜茅根、鲜芦根各 1 两。

二、肺痈将成

外感之邪，虽从表解，肺热湿滞互阻不化，喘逆不平，胸胀微痛，咳嗽痰吐黄稠且黏，舌红苔腻根厚，脉象滑数有力，两寸尤盛，宜清肃化痰，兼泻湿热。宜葶苈大枣泻肺汤加皂角丸之类。

经验用方：甜葶苈 2 钱，前胡 2 钱，黄芩 4 钱，桑白皮 4 钱，皂角 2 钱，苦桔梗 3 钱，生甘草 2 钱，金银花 5 钱，川贝母 3 钱，醒消丸 2 钱（分服）。

三、肺痈已成

咳嗽痰吐黄稠，其状如脓，臭秽难闻，身热烦躁，胸部皮肤甲错，速予清化湿热，活血通瘀。方如千金苇茎汤（苇茎、桃仁、冬瓜子、薏苡仁）。

经验用方：鲜苇茎 3 两，冬瓜子 3 两，桃仁 2 钱，薏苡仁 1 两，鱼腥草 1 两，甜葶苈 2 钱，黄芩 3 钱，皂刺 1 钱，金银花 1 两，犀黄丸 2 钱，分服。

四、肺痈溃后

肺痈脓吐已净，咳嗽未止，形体瘦弱，脉象细弦小数，郁热未除，正气早衰，甘寒育阴，活血通络。宜宁肺桔梗汤（苦桔梗、贝母、当归、瓜蒌仁、生黄芪、枳壳、甘草、桑白皮、防己、百合、苡米、五味子、地骨皮、知母、杏仁、葶苈子《医宗金鉴》）。

经验用方：南北沙参各 1 两，麦冬 3 钱，川贝 3 钱，苦桔梗 3 钱，生草 2 钱，生黄芪 4 钱，桑白皮 3 钱，地骨皮 3 钱，苡米 1 两。

附：肺痿

肺痿是肺叶萎枯的疾病，符合现代医学肺不张症。中医的认识，或从汗出，或从呕吐，或从消渴，小便利数，或从便难，又被快药下利，重亡津液所致。

肺痿，热在上焦，发热自汗，口吐浊沫，脉象滑数。可用清肺润燥之品。如苦桔梗、生甘草、天麦冬、沙参、贝母、竹茹、百合之类。如属肺气不足者用益气补肺方法。

消　　渴 （糖尿病、尿崩症）

消渴病以多饮、多食、多尿为主要症状，根据症状的偏重，而分成三消。《素问·通评虚实论》说："凡治消瘅……肥贵人则膏粱之疾也"。《素问·奇病论》也说："肥者令人内热，甘者令人中满，故其气上溢为消渴"。

消渴的原因，一般以多食肥甘，饮酒过度，肥者令人内热，甘者令人中渴，内热消灼津液，故口干欲饮，愈消愈渴，膏粱美餐愈，甚则中消遂成矣。情志因素更是主要原因，《儒门事亲》说："消渴一证，……不戒嗜欲，不节喜怒，病已而复作"。下元不足，肾水亏损，虚火上灼，故三消发作。肾为五脏六腑之根，肾气不足，阴液亏耗，消渴成矣。

一、上消

上消以口大渴，多饮为主，舌红干裂，咽喉灼热，大便如常，溲赤或正常，脉象多为濡滑略数，按之无力，可用人参白虎汤。或外台消渴方（天花粉、麦冬、乌梅、小麦、鲜茅根、鲜竹茹）。

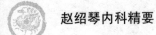

经验用方：①南北沙参各6钱，玉竹4钱，知母3钱，花粉4钱，麦门冬4钱，乌梅3钱，（或五味子3钱），元参5钱，石斛4钱。②天门冬5钱，地黄8钱，人参粉3分（冲），玉竹4钱，花粉4钱，生黄芪5钱，生石膏4钱。

二、中消

中消以口渴饥饱为主要症状，善饥欲食，食不久仍饥，形体削瘦，面色黑浊，自汗口干，便干溲赤，脉象滑实，宜苦寒荡涤法，调胃承气汤（大黄、甘草、芒硝）。

经验用方：大黄3钱，枳实3钱，芒硝1钱半，焦四仙各3钱，知母3钱，花粉4钱。

三、下消

下消以饮一溲二为主证，初起小便不摄，尿中有沉淀，烦渴引饮，面黑体瘦，耳轮焦黑，小便混浊，上浮之沫状如麸麸片，病由色欲过度，肝肾不足，可用滋养肝肾为主，如麦味地黄丸（即六味地黄丸方加麦冬、五味子）。余每用大量麦味地黄汤，浓煎代水饮之，有效。病势稍缓改用丸剂。

经验用方：麦冬5钱，五味子5钱，熟地1两，山药1两，山萸肉5钱，丹皮5钱，茯苓1两，泽泻5钱，芡实1两。

附：消渴通治方（民国名医陆仲安经验方）

生黄芪4两，党参3两，于术6钱，白芍3钱，山萸肉6钱，牛膝3钱，半夏3钱，黄芩3钱，茯苓3钱，泽泻3钱，木瓜3钱，生姜2片，炙甘草2钱。

郁 证

郁证是情志抑郁不宣而引起的疾病。朱丹溪说："血气冲和，万病不生，一有怫郁，诸病生焉"这就说明怫郁是诸病之始，郁不除，血气不能冲和，疾病乃生。所以创立了六郁之说，气、血、痰、火、湿、食之郁。情志不遂，肝气横逆，郁久化火，而后影响脏腑经络，出现不同的症候。自己认为："郁乃百病之始，郁不解，功能失调，必然成病"。然而，郁如何调顺，这个道理应当清楚，不是说，凡郁皆当理气，皆当辛散，皆当辛通，皆当芳香。必须看清郁之本质，郁之性能，然后根据情况分别论治。

一、六郁的辨证施治

1. 气郁

忧思则气结，肺主一身之气，恼怒之后，肝气郁结，故症见胸胁苦满，胃纳欠佳，口淡无味，脉象细弦，舌白苔腻，治宜疏调气机，以畅胸胁。方如四七汤（半夏、厚朴、茯苓、苏梗）。

经验用方：苏梗3钱，杏仁3钱，半夏3钱，川厚朴2钱，茯苓3钱，川郁金2钱，旋覆花3钱。

2. 血郁

胁痛已久，深入血分，络脉瘀阻，舌红口干，脉象沉涩，通血活络方法。如旋覆花汤（旋覆花、真新绛、葱）。

经验用方：旋覆花3钱，当归须2钱，桃仁2钱，郁金1钱，泽兰叶4钱，桑枝1两。

3. 痰郁

痰湿阻中，郁而不化，胸脘痞满，周身酸楚，舌白苔腻，脉象沉滑，疏理气机，兼化痰湿。平胃散加减。

经验用方：苍术2钱，川厚朴2钱，陈皮3钱，半夏3钱，茯苓3钱，远志3钱。

4. 火郁

火郁蕴郁不化，头晕心烦梦多，甚则目赤舌疮，大便干结，小便赤黄，火郁当发，热郁宜清，苦宣折热方法。如防风通圣丸。

经验用方：炒山栀3钱，淡豆豉4钱，防风2钱，生石膏5钱，大黄2钱，薄荷1钱，竹叶、竹茹各2钱，鲜茅根、鲜芦根各1两。

5. 湿郁

湿郁不化，阻于三焦，致胸中满闷而胃纳不甘，脘腹胀满，小溲不畅，腰背酸楚且周身无力，宜芳香宣化，苦温燥湿，少佐淡渗。六合定中汤之类。

经验用方：藿香叶3钱，佩兰叶4钱，马尾连3钱，川厚朴2钱，半夏3钱，陈皮3钱，滑石4钱，竹叶1钱。

6. 食郁

由于情志不遂，消化欠佳，饮食积滞不畅，中脘闷满膜胀，舌苔黄厚，脉象弦滑，宜疏调气滞，兼以导食。保和丸之类。

经验用方：苏叶1钱，神曲3钱，山楂2钱，莱菔子3钱，槟榔3钱，枳壳2钱，青皮、陈皮各3钱，香附3钱。

二、肝郁的几个不同阶段

《素问·举痛论》说："怒则气上，喜则气缓，悲则气消，恐则气下，惊则气乱，思则气结"。这就说明，情志不遂，气机必结。《素问·阴阳应象大论》说："在脏为肝，在志为怒，怒伤肝，悲胜怒。"怒则肝气易于上逆，故怒伤肝。肝郁最易侵犯脾胃，致胸满嗳气吞酸，甚则大便作泻，肠胃功能紊乱，肝郁日久，化热变火，故头眩心烦梦多，热灼阴液，络脉失养，致抽搐而筋络不和，久则入血，当用活血通络之药，必须根据几个不同阶段进行治疗，不可皆以理气通阳，消耗阴分。

1. 肝气郁结

恼怒之后，胸胁闷满，嗳气时作，胃纳不佳，宜疏肝理气，以缓胁痛。宗逍遥散方法。

经验用方：南柴胡2钱，当归2钱，白芍3钱，茯苓3钱，香附3钱，陈皮3钱，佛手3钱，薄荷1钱，藕节3钱。

2. 肝郁化热

肝郁日久，邪已化热，头目晕眩，夜寐梦多，口苦胁胀，中脘堵满，溲黄便干，脉象弦滑略数，宜清泻肝热方法。旋覆代赭汤合丹栀逍遥散。

经验用方：丹皮3钱，炒山栀2钱，柴胡3钱，黄芩3钱，川楝子3钱，赤芍4钱，茯苓3钱，旋覆花2钱，代赭石4钱。

3. 热郁化火

肝热郁久，化火上扰，面目赤晕，心烦口苦，大便干结，小便赤热，脉象细弦且数，舌红口干，用清泻肝火方法。如龙胆泻肝汤。

经验用方：龙胆草2钱，炒栀子2钱，黄芩5钱，柴胡2钱，川楝子3钱，生地4钱，白蒺藜3钱，马尾连3钱，吴茱萸5分。

4. 肝阳上亢

肝热日久，阴分不足，阴越虚阳越亢，故头痛较重，面赤心烦，口干渴饮，脉象弦实有力，老年嗜酒阴伤，泻其肝热，镇其虚阳，求其阴阳调和，病自愈矣。羚羊钩藤汤加减（羚羊角、钩藤、菊花、生地、桑叶、茯神、白芍、甘草、川贝母、竹茹）。

经验用方：生铁落1两，生石决明1两，生代赭石5钱，夏枯草 3 钱，晚蚕砂 4 钱，钩藤 5 钱，菊花 3 钱，白芍 4 钱，竹茹 4 钱。

5. 肝阴不足，络脉失养

久病体弱，阴血大亏，络脉失和，两胁时或作痛，按之则舒，心烦多梦，甚则四肢抽搐，宜滋养肾阴，养血定抽。滋水清肝饮（生地、山萸肉、茯苓、当归身、丹皮、泽泻、白芍、柴胡、山栀、大枣）。

经验用方：木瓜 4 钱，钩藤 4 钱，白芍 4 钱，甘草 2 钱，旱莲草 3 钱，女贞子 3 钱，生地 5 钱，何首乌 1 两，生牡蛎 1 两。

6. 血郁阴络

胁痛日久，络脉失养，血分郁滞，痛每夜间较重，舌红苔白，脉象弦细，面色晦暗，癸事不畅。疏调气机，活血通络。旋覆花汤加减。

经验用方：旋覆花 2 钱，真新绛屑 2 钱，白芍、赤芍各 3 钱，川楝子 3 钱，绿萼梅 3 钱，当归 3 钱，生牡蛎 1 两，红花 1 钱。

癫、狂、痫

癫、狂、痫全是神经系统疾患，症状上有所区别，癫证或悲或泣，如醉如痴，言语有头无尾，秽洁不知，积年累月不愈。狂证发则猖狂刚暴，骂詈不避亲疏，登高而歌，弃衣而走，跃垣上屋。痫证发则昏不知人，眩仆倒地，甚则瘛疭抽掣，两目上视，或作六畜之声。

癫证多由情志不遂，气郁生痰。心窍受阻，或因惊恐，神失所守，狂证实为暴怒愤郁，肝胆气逆，痰热化火，煎熬成疾，清窍受蒙，扰乱神明。痫证有先天遗传，也有后天形成的，这种病的致病原因，主要由于肝热痰火而成，治疗时一定耐心细致地进行治疗，饮食方面，精神因素需多考虑。

引起癫痫的原因很多，如脑炎、脑膜炎、脑肿瘤、脑寄生虫病或脑外伤和中毒等全能引起癫痫的发作，这就是继发性癫痫，在 20 岁以前青少年的癫痫病，多有家族癫痫史，这就是原发性癫痫。

一、癫证的辨证论治

1. 痰火郁热

由于情志不遂，气郁生痰，迷其心窍，久则化热，成为痰火，故言语无序，哭笑无时，甚则不知秽洁，静而昏倦，属于痰火郁热者，脉多弦滑，舌苔微黄，便结溲赤，虽属癫证，仍当泻痰热，清胆火兼开郁结。越鞠丸合白金丸（白明矾、郁金）。

经验用方：醋炒香附 3 钱，泔浸苍术 2 钱，川芎 4 钱，神曲 4 钱，黑山栀 3 钱，郁金 3 钱，川楝子 4 钱，菖蒲 4 钱，明矾 1 钱（冲服），米粒大小 7 粒，药送下。

2. 心经郁热

痰热郁久，心经独盛，常常烦躁，自觉口鼻气热，发无定时，神志忽明忽昧，舌红且干，尖部起刺，脉象细小且数，治当清心泻火为主。万氏牛黄清心丸加菖蒲、郁金、远志、丹参、茯神等。

经验用方：莲子心 2 钱，竹叶卷心 1 钱，竹茹 4 钱，蝉衣 2 钱，郁金 2 钱，菖蒲 2 钱，远志 3 钱，丹参 4 钱，茯神 4 钱，生牡蛎 1 两。

牛黄清心丸 2 丸。分两次服。

3. 心虚痰郁

素体心气不足，抑郁不乐，常常戏笑，言语失伦，心气不足，痰郁不解，脉象虚细，舌红尖绛，用化痰开郁，兼养心神，定志丸（人参、茯神、石菖蒲、远志）。

经验用方：党参 2 钱，黄芪 3 钱，当归 3 钱，白术 3 钱，甘草 2 钱，茯神 4 钱，远志 3 钱，郁金 2 钱，生牡蛎 1 两。

二、狂证的辨证论治

1. 肝阳上亢，痰火蕴热

愤郁暴怒之后，痰火郁热，上蒙心窍，骂詈不避亲疏，勇力倍常，脉象弦实有力，目赤舌红，大便如常时，可用平肝泻热为主。方如生铁落饮（胆星、橘红、远志、菖蒲、连翘、茯苓神、天麦冬、贝母、元参、钩藤、辰砂）。

若便秘溲赤，舌绛苔垢老黄起刺时，脉象弦实可用通泻痰火为主。如礞石滚痰丸（青礞石、大黄、黄芩、沉香）。

经验用方：青礞石 5 钱，生铁落 1 两，黄芩 4 钱，大黄末 5 分（冲），胆南星 3 钱，菖蒲 3 钱，远志 3 钱，川贝母 3 钱，瓜蒌 8 钱。

2. 痰火上扰，胃肠滞热

狂病体质强实，舌黄苔垢且厚，大便干结，溲黄赤热，脘腹胀满，治当泻热涤滞方法。如承气汤。

经验用方：枳实 2 钱，芒硝 2 钱（冲），生大黄 3 钱，青礞石 5 钱，黄芩 4 钱，菖蒲 2 钱，木香 3 钱。肝热重时加羚羊角。

三、痫证的辨证论治

痫证通称癫痫，民间称为"羊角风"，阵发性神志丧失，四肢抽搐，发作后精神恢复正常。原发性癫证，多在青少年，有家族史，继发性癫痫，除脑病，中毒之外，就要属于风热痰火一类的原因了。

肝经风热与痰火互阻：

发无定时，发则神志丧失，四肢抽搐，面色苍白，牙关紧闭，口流涎沫，并发异声，苏醒后有短时间头晕头痛，有一日数发，数日一发，数月一发，数年一发，一般用定痫丸加减（天麻、川贝、胆星、半夏、陈皮、茯苓、茯神、丹参、麦冬、菖蒲、远志、全蝎、僵蚕、琥珀、辰砂、竹沥、姜汁、甘草熬膏为丸）。

经验用方：钩藤 4 钱，天竺黄 4 钱，胆星 4 钱，全蝎 1 钱，蜈蚣 1 条，竹沥 1 两（冲），珍珠母 1 两。随证加减试用。

癃　闭

在内经里读到"小便不通为癃"，与小便滴沥涩痛的淋病要鉴别清楚。癃闭的原因，主要是三焦气化不能运行，内经说"膀胱者，州都之官，津液藏焉，气化则能出矣"，如气化失职，癃闭即成。再有就是有形的东西，阻塞尿道，如结石、肿物等，必须辨证清楚，审因治疗，才能达到有效的目的。

一、上焦之气不化

由于上焦之气不化，肺经有热，咽干烦躁，口渴欲饮，呼吸短促，苔薄黄，脉滑数，宜用清肺热法，如黄芩清肺饮（黄芩、栀子、热服探吐，如不应可加香豆豉）。

经验用方：苏叶 2 钱，杏仁 3 钱，淡豆豉 4 钱，炒山栀 2 钱。

二、中焦之气不化

由于脾阳运化欠灵，中焦之气不化，多见体重酸沉，身倦乏力，脉象缓弱，胸中满闷，渴不欲饮，少腹胀满，舌苔滑润舌体胖嫩，可用益气补中方法。如补中益气汤（黄芪、白术、陈皮、升麻、柴胡、党参、炙甘草、当归）。

经验用方：黄芪 4 钱，党参 3 钱，白术 3 钱，茯苓 4 钱，陈皮 2 钱，升麻 1 钱，柴胡 2 钱，当归 3 钱。

三、下焦之气不化

属于命门火衰，面色㿠白，下肢清冷，神气怯弱，脉来沉细，大便溏稀，可用温补肾阳方法。如金匮肾气丸之类（桂皮、附子加六味地黄丸）。

经验用方：附子 3 钱，肉桂 1 钱，熟地 4 钱，山药 1 两，山萸肉 3 钱，丹皮 2 钱，茯苓 5 钱，芡实 5 钱。

又：由于肾阴不足，虚火积热，口渴不欲饮，少腹胀满特甚，五心烦热，脉细小数，舌干且红，用苦坚其阴，泻其虚热以化气机方法。用滋肾通关丸（知母、黄柏、肉桂）。

经验用方：知母 2 钱，黄柏 2 钱，生地 4 钱，肉桂 1 钱，茯苓 5 钱。

遗　溺

遗溺是指小便不受意识控制自行排出体外而言。有频数不禁，多见于老年，肾气不足使然，也有睡中自遗，幼儿多见。

一般对于遗溺多责之为虚，谓之为肾气不足，《素问·宣明五气篇》说"膀胱不约为遗溺"。当然，遗溺属虚的当然不少，但不是凡属遗溺全是肾虚。很多的热性病中，往往出现遗溺的症状，一定注意尿的颜色，更重要的就是脉、舌与辨证。

一、肾虚气不能固

多见年老体弱，经常头晕腰痛，四肢逆冷，大便溏薄，脉象细弱按之濡缓，用益气补肾方法，如桑螵蛸散（桑螵蛸、龟板、龙骨、人参、茯苓、茯神、菖蒲）。

经验用方：桑螵蛸 3 钱，杜仲 3 钱，补骨脂 3 钱，覆盆子 3 钱，麻黄 1 钱，黄芪 4 钱，生牡蛎 1 两，白术 4 钱。

二、湿热下迫，肝火久郁

肝热化火挟湿热下迫，宗筋失和，故遗溺时作，心烦口干，脉象弦数，舌白苔腻根厚质绛，便结溲赤，夜梦纷纭，宜清肝热化湿邪求其遗止。方用加味二妙散。

经验用方：川楝子 4 钱，柴胡 3 钱，防风 2 钱，黄芩 3 钱，苍术 2 钱，黄柏 2 钱。

肠　痈

中医的肠痈，包括了阑尾炎及肠部腹部一部分炎症化脓的一些疾病。中医的机制是：膏粱积热，饥饱劳伤，负担过重，或产后血瘀未净等，所致的运化不通，气血凝滞，留积不散，血肉败坏，化而成脓。中医总以辨证来进行论治，以气血、虚实、寒热及有瘀或积聚等来推敲用药，所以我们将这些病共分三个阶段来进行治疗。

一、痈脓未成（属于炎症阶段）

这个阶段以腹痛、身热、恶寒、口干等，脉象滑数，舌红心烦，查白细胞计数高，这时一定有拒按，反跳痛等。若大便干，小溲赤，可用清理湿热，活血化瘀，兼以通便。方如大黄牡丹皮汤（大黄、牡丹皮、桃仁、瓜子、芒硝）。

经验用方：苏叶 2 钱，金银花 1 两，丹皮 3 钱，蚤休 4 钱，天花粉 4 钱，防风 2 钱，大黄 3 钱，芒硝 2 钱（冲）。

二、脓已成期

腹中炎症未解，疼痛局限，按之压痛明显，白细胞仍上升，此时只需祛风清热，解毒消肿，少佐化瘀。用温化法。方如薏苡附子败酱汤（不可用攻下药，因脓已成，气分不足，只可活血，求其脓退新生）（薏苡仁、附子、败酱草）。

经验用方：荆穗 3 钱，防风 2 钱，附子 2 钱，薏苡仁 1 两，败酱草 1 两，生甘草梢 3 钱。

三、溃脓以后

肠痈溃后，如无虚象，仍以活血化瘀方法，如薏苡仁汤（薏苡仁、芍药、当归、麻黄、桂枝、苍术、甘草、生姜）。

如有虚象出时，可用补虚解毒排脓。如八珍汤加黄芪、肉桂、丹皮、五味子。

经验用方：生苡仁 1 两，白芍 4 钱，花粉 4 钱，当归 3 钱，苍术 3 钱，茜草 3 钱，柴胡 2 钱。

五　　淋 (附：尿浊)

小便滴涩痛叫做淋，是说小便困难尿道疼痛的疾病。它的致病原因，多由阴虚火动，或醇酒厚味，蕴成湿热。积于下焦，故小便淋涩作痛矣。一般方书中多分成为五淋（石、气、血、膏、劳）分述于后。

一、石淋

阴虚热盛，湿阻不化，结于下焦，少腹隐痛，小便难，色黄赤，或混浊，痛不可忍，尿中夹有沙石，排出后稍松。清化湿热，涤去沙石，用石韦散（石韦、冬葵子、木通、瞿麦、榆白皮、滑石、甘草）。

经验用方：石韦 1 两，冬葵子 4 钱，杏仁 3 钱，瞿麦 3 钱，防风 2 钱，金钱草 1 两，煎汤代茶，琥珀末 5 分（冲）。

二、气淋

1. 实者气滞，少腹满痛，小便涩滞，溺有余沥，疏理气机以通水道，用沉香散（沉香、石韦、滑石、当归、瞿麦、赤芍、冬葵子、白术、炙甘草、王不留行）。

2. 虚者必少腹隐隐坠胀，甚则脱肛，里急后重，苔白润滑，脉多沉濡力弱，当以培补阳气为主，如补中益气丸。

经验用方：①沉香 5 分（冲），石韦 1 两，滑石 4 钱，瞿麦 3 钱，冬葵子 1 两，当归 3 钱，通草 1 钱。②黄芪 5 钱，党参 3 钱，白术 3 钱，陈皮 2 钱，当归 3 钱，升麻 2 钱。

三、血淋

1. 湿热蕴于血分，溺中带血，尿道疼痛，血色红紫，脉数有力，舌红苔腻且黄，法当清热凉血止红，用导赤散（生地、木通、竹叶、甘草梢）。

经验用方：细生地 5 钱，木通 1 钱，竹叶 2 钱，生甘草 3 钱，炒槐花 3 钱，白头翁 4 钱。

2. 若血淋日久，阴分太耗，心烦急躁，夜寐梦多，舌红且干，脉象细弦略数，日晡低烧，五心烦热，阴分大伤，虚热灼阴，宜养阴清热，少佐分化。用茜根散（茜草根、黄芩、阿胶、侧柏叶、生地、甘草）或小蓟饮子（小蓟、藕节、蒲黄、木通、滑石、生地、当归、甘草、栀子、竹叶）。

经验用方：小蓟 4 钱，鲜藕 1 两，生蒲黄 3 钱，侧柏炭 3 钱，阿胶珠 3 钱，茜草根 3 钱，白芍 4 钱，炒槐米 4 钱。

3. 若血淋已久，失血过多，脾失统摄，面色萎黄，心悸气短，脉象虚弱无力，唇淡舌胖质粉且胖，用益气补心方法，仿归脾汤意。

经验用方：生黄芪、炙黄芪各 5 钱，党参 2 钱，白术 4 钱，当归 3 钱，炙甘草 2 钱，茯神 4 钱，远志 3 钱，炒枣仁 4 钱，龙眼肉 1 两，净丝棉 3 钱，火香灰（冲）。

四、膏淋

湿热久蕴，膀胱通利不畅，小溲脂腻如膏，溺时茎中涩痛，脉象滑数两尺尤甚，舌红苔白，大便略干，可用清热通淋化浊方法。如萆薢分清饮（萆薢、石菖蒲、甘草梢、乌药、益智仁、茯苓、食盐）或八正散。

经验用方：荠菜 1 两，萆薢 4 钱，石菖蒲 3 钱，甘草梢 3 钱，乌药 2 钱，茯苓 5 钱，瞿麦穗 3 钱，海金砂 5 钱，通草 1 钱。

若属阳气不足，湿郁不化，水道不通，脉细弱，腰常痛，可用益肾固精方法。菟丝子丸（菟丝子、茯苓、山药、莲肉、枸杞子）。

经验用方：菟丝子 3 钱，芡实 4 钱，山药 1 两，莲肉 3 钱，枸杞子 3 钱，茯苓 1 两，生龙骨 5 钱，荆芥炭 3 钱。

五、劳淋

淋病遇劳即发，疲乏无力，少腹坠胀，唇淡脉弱，胃不思纳，此属脾虚，用补中益气方法。补中益气汤。

经验用方：炙黄芪5钱，党参3钱，白术3钱，陈皮2钱，升麻1钱，柴胡3钱，当归4钱，防风3钱，茯苓5钱。

又有肾虚为主者，证见腰痛阳痿乏力，四肢逆冷，大便溏稀，可用温肾补虚方法。如金匮肾气丸。

经验用方：熟地4钱，山药1两，菟丝子3钱，巴戟天3钱，炒杜仲4钱，补骨脂4钱，桑寄生5钱。

从中医认识，癃淋之疾主要为三焦气化失常，与肺脾肾有密切关系，这种病多以阴伤为主，故忌汗、忌补。如有瘤肿癌变可能，更须进一步设法，力争早期治疗为要。

附：尿浊病

浊，是指尿道流出白浊发浑的黏液。没有痛苦，一般分两种，混有血液者为赤浊，不混血液者为白浊。这种病的原因，主要是湿热下注，当然，肾阴不足，膀胱气化失司也是原因之一，再有就是食滞不化，胃肠积滞，与过食肥甘也有一定关系。通用清心莲子饮（人参、黄芪、甘草、地骨皮、柴胡、黄芩、麦冬、赤茯苓、车前子、石莲肉）或治浊固本丸（黄柏、黄连、茯苓、猪苓、半夏、砂仁、益智仁、甘草、莲须）。

经验用方：柴胡3钱，黄芩3钱，石莲子3钱，黄柏2钱，苍术1钱半，茯苓1两，猪苓3钱，焦三仙各3钱，鸡内金3钱，小蓟4钱。

疝 气 （附：奔豚气）

疝有两种解释，一指小腹引睾丸作痛，或睾丸肿痛，一指腹中攻击作痛。张子和说"诸疝皆归肝络"，肝是厥阴之脉，过阴器，抵少腹，故治疝与肝有关。中医的分类方法，寒疝、癞疝、水疝、狐疝、气疝等。当然，几千年来的治疗经验是非常宝贵的，但是治疗不成功时仍需手术治疗，切不可专以服药为主。

一、寒疝

由于阴寒凝结，故阴囊冷，结硬较重，时有阳痿之征，或控睾丸而痛，甚则坠胀，舌淡腻滑，脉必沉迟，四肢逆冷，便溏溲长，可用温肝散寒方法，如暖肝煎（肉桂、小茴香、茯苓、乌药、枸杞子、当归、沉香、生姜，寒重者加吴茱萸、干姜、附子）。

经验用方：炒小茴香 2 钱，肉桂子 1 钱半，高良姜 1 钱半，干姜 5 分，沉香 5 分，吴茱萸 1 钱半，附子 2 钱。

二、癞疝

气分不足，湿重下垂，故睾丸肿大重坠，如升如斗，不痒不痛，一身酸楚，腰际作痛，用清化湿热方法，三层茴香丸（大茴香、川楝子、沙参、木香、荜拨、槟榔、茯苓、黑附子）。

经验用方：柴胡 3 钱，升麻 2 钱，小茴香 3 钱，川楝子 3 钱（巴豆油炒），木香 2 钱，荜拨 2 钱，黑附子 2 钱，茯苓 4 钱。

三、水疝

水湿留于下焦，阴囊肿痛状如水晶，光亮透明，甚则痒出黄水，少腹按之有水声，热郁于内，脉象沉实且数，用大分清饮

（栀子、猪苓、茯苓、泽泄、木通、枳壳、车前子）甚则加三黄、龙胆草之类。

经验用方：川楝子 4 钱，大腹皮、子各 3 钱，栀子 3 钱，黄柏 2 钱，黄芩 3 钱，茯苓 1 两，车前草 4 钱，橘核 3 钱，防风 2 钱。

若属寒湿，脉象沉迟者，当以济生橘核丸（橘核、海藻、昆布、桃仁、海带、川楝肉、厚朴、木通、枳实、元胡、木香）。

经验用方：橘核 3 钱，荔枝核 4 钱，炒小茴香 3 钱，川楝肉 3 钱，木香 2 钱，海藻 5 钱，昆布 5 钱，木通 1 钱。

属实脉浮沉有力，可用禹功散（黑丑、茴香）。

经验用方：川楝子 3 钱，小茴香 2 钱，海藻 5 钱，黑丑末 5 分（冲）。

四、狐疝

疝病气分不足，升力不够，行动站立则出小腹入囊中，偏坠或睾丸肿大，卧后则入少腹，恢复正常，一般可用补中升陷法，宜补中益气汤。

经验用方：黄芪 5 钱，党参 5 钱，升麻 2 钱，柴胡 3 钱，陈皮 2 钱，炒小茴香 2 钱，白术 3 钱，当归 3 钱，橘核 3 钱，荔枝核 3 钱。

五、气疝

由于气滞引起疝病发作，必须疏理气机，以退其疝，可用天台乌药散之类（乌药、木香、小茴香、良姜、槟榔、青皮、川楝子〈巴豆炒去巴豆〉）。

经验用方：旋覆花 3 钱，炒小茴香 1 钱，橘核 3 钱，青皮 2 钱，川楝子 3 钱（巴豆炒去巴豆），沉香粉 3 分（冲）。

附：奔豚气疝

惊恐之后，自觉气从少腹上冲胸咽，如豚猪之奔状，我们常见的有两种：

一为惊恐之后，肝郁蕴热，气从少腹上冲胸咽，脉必弦细而数，形体瘦弱，心烦急躁，其他无器质性病变，可用苦泄折热方法。如奔豚汤意〔甘草，川芎，当归，半夏，黄芩，生葛根，芍药，生姜，甘李根皮（用桑白皮代之）〕。

经验用方：生桑白皮 4 钱，白芍 4 钱，生甘草 2 钱，半夏 3 钱，黄芩 4 钱，葛根 3 钱，代赭石 3 钱，川楝子 5 钱。

二为水寒之气上冲，气从小腹上冲心，舌白胖，脉沉弱，可用温中散寒方法。桂枝加桂汤。

经验用方：桂枝 3 钱，白芍 4 钱，炙甘草 1 钱，生姜 3 片，大枣 14 枚，肉桂末 5 分（冲）。

疟　疾

疟疾是传染病之一，由疟蚊传染，夏秋发作，疟发则寒热交作，先是毛孔竖起，继而呵欠乏力，接着寒战鼓颌，寒从背与手稍开始，肢体疼痛，寒去则内外皆热，全身烧灼如焚，头痛如裂，面赤唇红，烦渴饮冷，胸胁痞满，口苦呕恶，终则遍体汗出，热退而解。有一日一发，间日一发，也有三日一发。一般我们用和解方法。常见的可分正疟、湿疟、牝疟及疟母。

一、正疟

疟发先是毛孔竖起，继则呵欠，寒战鼓颌，从背及指尖开始，寒去则内外皆热，身热如焚，头痛欲裂，面赤唇红，烦渴饮冷，胸胁痞满，口苦呕恶，终则遍体汗出，热退身凉，脉象在发冷时见沉弦，发热时多洪数，汗出热退后脉转平静。治当和解少阳，用小柴胡汤或清脾饮（小柴胡汤见前）（青皮、厚朴、柴胡、白术、黄芩、半夏、茯苓、草果、甘草）。

经验用方：柴胡3钱，黄芩3钱，青皮2钱，厚朴2钱，半夏3钱，草果2钱，生姜2钱，大枣5枚。

二、温疟

定时发作，热多寒少，或但热不寒，烦渴时呕，得汗而解，脉象弦滑且数，舌质红尖绛苔浮黄，此暑热蕴郁，理当疏解清里方法，可用桂枝白虎汤（桂枝、石膏、知母、粳米、甘草）。

经验用方：生石膏2两，桂枝2钱，知母3钱，粳米1两，甘草2钱，草果3钱，槟榔4钱。

三、牝疟

由于暑季过食冷饮，寒湿偏盛，故疟发寒甚热微，或但寒不热，倦怠嗜卧，胸胁痞满，心烦不渴，舌白苔滑，体胖液多，脉象沉迟按之且弦。寒湿中阻，宜散寒达邪，用柴胡桂姜汤（桂枝、柴胡、干姜、黄芩、瓜蒌根、牡蛎、甘草）。

经验用方：柴胡3钱，桂枝3钱，干姜1钱半，黄芩3钱，半夏3钱，草蔻2钱，生鳖甲4钱。

四、疟母

疟疾发病已久，胁下癥块，扪之有形，寒热往来，时发时止，脘腹不舒，形体日渐削瘦，面色萎黄，胃纳不开，脉见细弱沉取略弦，软坚消痞，攻瘀逐痰。方如金匮鳖甲煎丸（鳖甲、乌

赵绍琴内科精要

扇、黄芩、柴胡、鼠妇、干姜、大黄、芍药、桂枝、葶苈子、石韦、厚朴、丹皮、瞿麦、紫薇、半夏、人参、䗪虫、阿胶、蜂窠、赤硝、蜣螂、桃仁)。

诸　虫

常见的虫类疾病，一般以蛔虫、蛲虫、绦虫之类较多。蛔虫形长5～6寸或尺余；蛲虫生长在肛门周围，其症以晚10点前后在肛门周围产卵，故奇痒难忍，绦虫(绦虫)可分肥胖绦虫(牛绦虫)和链状绦虫(猪绦虫)二种。分头节，颈节与体节三部分。头节为其吸附器官，有四个吸盘，颈节为其生长部分，体节可分为未成熟，成熟和妊娠体节。

一、蛔虫

蛔虫寄生在小肠内，白色或淡红色，长15～30厘米，蛔虫移行可在肝、脑、脑膜、胸膜、眼部等部位造成异位损害，虫较多时常扭结成团，阻塞肠腔，引起肠梗阻，以回盲部为常见，蛔虫喜钻孔乱窜，当人体发热时，蛔虫在肠道乱窜，钻入胆道成胆道蛔虫症，入肝脏能成肝脓疡，治疗方法，如驱蛔灵成人一次量为3～3.5克，连服2天。中药用使君子成人一次服10克。儿童每岁1克或一枚。不超过10克或5～6枚。

驱蛔汤：胡黄连1钱半，使君子3钱，乌梅5钱，雷丸1钱半(研冲)，槟榔5钱，鹤虱3钱，川椒8分。水煎1次服，小儿酌减(使君子如单味服用，易呃逆，用者慎之)。

二、蛲虫

蛲虫的治疗：①百部煎灌肠剂，取百部1两，乌梅5钱，加水两碗，煎成一碗，每晚作保留灌肠，10 天为一疗程。②使君子粉 1.5～2 克日三次，连服三天。③外用法：每晚睡前洗净肛门，将雄黄百部膏，10％鹤虱油膏，2％白降汞软膏，或 10％氧化锌油膏，涂于肛门的周围皮肤上，可杀虫止痒。

三、绦虫

1. 槟榔 4 钱，雷丸 5 钱，木香 3 钱、使君子 5 钱、大黄 3 钱。

共煎浓汤（约二小时余）待冷备用。

服法：先备好座桶（或痰桶），洗干净，一定在早晨服药，在服药后约 1～2 小时后，必须做好早饭，以面汤等稀食物为佳，令病人服后，俟腹中有疼痛感后，将座桶内放些开水，病人坐在桶上，令热气蒸熏肛门，以助大便通畅，大便以后，令病人卧床休息，将患者新排大便稀释后，可以找出完整绦虫（有头足者，头上有吸盘）。

如未成功，次日可再做一次，如未成功，可以休息 3～5 天后，再行服药，恐其连服伤气。

2. 槟榔。槟榔与南瓜子煎。

槟榔 2 两，对绦虫的头部及前段有瘫痪作用，对链状绦虫疗效甚佳，治愈率可达 90％以上。

南瓜子 1 两，主要使绦虫中，后段节片瘫痪，对头无作用，若与槟榔合用，可使整个虫体变软，借小肠蠕动随粪便排出体外。

大医精诚万世师表

古今度量衡对照表

我国历代医药书籍中，关于用药计量单位的名称，虽然大体相同，但其具体的轻重、多少，往往随着各个朝代的变迁和制度的改革颇有出入，古制大多小于今制。鉴于读者应用中药时往往会参阅古今文献，在此收录一些有关古今度量衡对照的研究资料，仅供参考（个别折合数字经复算后略有改动）。

（一）古今度量衡对照表（均为十六进位制）

年　　代	朝代		尺　　度		容　　量		衡　　量		
			一尺合市尺	一尺合厘米	一升合市升	一升合毫升	一斤*合市两	一两*合市两	一两*合克数
约前11世纪～前221年	周		0.5973	19.91	0.1937	193.7	7.32	0.46	14.30
约前221～前206年	秦		0.8295	27.65	0.3425	342.5	8.26	0.52	16.13
约前206～23年	西汉								
25～220年	东汉		0.6912	23.04	0.1981	198.1	7.13	0.45	13.92
220～265年	魏		0.7236	24.12					
265～420年	晋	西晋	0.7236	24.12	0.2023	202.3			
		东晋	0.7335	24.45					
420～589年	南朝	南宋	0.7353	24.51	0.2972	297.2	10.69	0.67	20.88
		南齐							
		梁			0.1981	198.1	7.13	0.45	13.92
		陈							
386～581年	北朝	北魏	0.8853	29.51			7.13	0.45	13.02
		北齐	0.8991	29.97	0.3963	396.3	14.25	0.89	27.83
		北周	0.7353	24.51	0.2105	210.5	8.02	0.50	15.66
581～618年	隋	（开皇）	0.8853	29.51	0.5944	594.4	21.38	1.34	41.76
		（大业）	0.7065	23.55	0.1981	198.1	7.13	0.45	13.92
618～907年	唐		0.9330	31.10	0.5944	594.4	19.1	1.19	37.30
907～960年	五代								
960～1279年	宋		0.9216	30.72	0.6641	664.1			
1279～1368年	元				0.9488	948.8			
1368～1644年	明		0.9330	31.10	1073.7	10.737			
1644～1911年	清		0.9600	32.00	1035.5	10.355			

（二）古方中几种特殊计量单位

在古方中，除了上述计量单位外，还有方寸匕、钱匕、刀圭等，列举如下供参考。

1. 方寸匕

是依古尺正方一寸所制的量器，形状如刀匕。一方寸匕的容量，约等于现代的 2.7ml；其重量，金石药末约为 2g，草木药末约为 1g 左右。

2. 钱匕

用汉代的五铢钱币抄取药末以不落力度者称一钱匕，分量比一方寸匕稍小，合一方寸匕的十分之六七。半钱匕者，系用五铢钱的一半面积抄取药末，以不落为度，约为一钱匕的 1/2。钱五匕者，是指药末盖满五铢钱边的"五"字为度，约为一钱匕的 1/4。

3. 刀圭

形状像刀头的圭角，端尖锐，中低洼。一刀圭约等于一方寸匕的 1/10。

4. 字

古以铜钱抄取药末，钱面共有四字，将药末填去钱面一字之量，即称一字。

5. 铢

古代衡制中的重量单位。汉以二十四铢为一两，十六两为一斤。

（三）公制与市制计量单位的折算

1. 基本折算

1公斤（kg）＝2市斤＝1000g（g）。

1g（g）＝1000mg（mg）。

大医精诚万世师表

2. **十六进位市制与公制的折算**

1 斤＝16 两＝500g（g）。

1 两＝10 钱＝31.25（g）。

1 钱＝10 分＝3.125（g）。

1 分＝10 厘＝0.3125g（g）＝312.5mg（mg）。

1 厘＝10 毫＝0.03125g（g）＝31.25mg（mg）。

1 毫＝3.125 毫克（mg）。

3. **十进位市制与公制的折算**

1 斤＝10 两＝500g（g）。

1 两＝10 钱＝50g（g）。

1 钱＝10 分＝5g（g）。

1 分＝10 厘＝0.5g（g）＝500mg（mg）。

1 厘＝10 毫＝0.05g（g）＝50mg（mg）。

1 毫＝5 毫克（mg）。

方 剂 索 引

二 画

二母散 ················· 164
二陈汤 ·············· 73，94
二妙丸 ················· 152
二妙六君汤 ············· 100
二妙四物汤 ············· 100
二妙汤 ················· 119
十全大补丸 ············· 100
十枣汤 ················· 105
丁香柿蒂汤 ············· 159
八正散 ················· 180
八味丸 ················· 104
八珍汤 ········· 95，136，178
人参白虎汤 ············· 167
人参胡桃汤 ·············· 89
人参蛤蚧散 ··········· 78，89

三 画

三子养亲汤 ·········· 61，88
三化汤 ················· 148
三层茴香丸 ············· 182
三痹汤 ·················· 97
大小活络丹 ············· 148
大分清饮 ··············· 182
大半夏汤 ··············· 161
大补阴丸 ······ 120，126，154

大青龙汤 ··············· 105
大秦艽汤 ··············· 148
大黄䗪虫丸 ············· 143
大黄牡丹皮汤 ··········· 178
万氏牛黄清心丸 ········· 173
千金苇茎汤 ············· 166
千金犀角散 ·············· 96
千缗汤 ················· 103
川芎茶调散 ············· 132
门冬清肺饮 ·············· 99
小半夏汤 ··············· 138
小青龙汤 ··· 73，87，88，90，105
小建中汤 ··············· 117
小柴胡汤 ··············· 185
小蓟饮子 ······· 111，126，180

四 画

开噤散 ················· 102
天王补心丹 ····· 129，142，163
天台乌药散 ·········· 55，183
木香顺气散 ············· 118
木香槟榔丸 ·········· 91，100
五仁丸 ················· 127
五皮饮 ················· 145
五苓散 ················· 145
五磨饮 ················· 136
不换金正气散 ··········· 102

瓦楞子粉 …………………… 114
止嗽散 ……………………… 85
中满分消丸 ………………… 126
中满分消汤 ………………… 124
牛黄清心 …………………… 148
牛黄清心丸 ………… 149，173
升阳除湿汤 ………………… 92
丹栀逍遥散 ……… 94，126，171
丹溪泻心汤 ………………… 159
乌贝散 ……………………… 114
乌头汤 ……………………… 96
乌贼骨粉 …………………… 114
六一散 …………… 72，152，154
六合定中汤 ………………… 170
六君子丸 …………………… 150
六君子汤 …………………… 66
六味地黄丸… 64，78，80，81，89
　　　　　　99，111，125，141
　　　　　　143，150，165，168
六磨饮 ……………………… 127

五 画

玉枢丹 …………………… 135，136
玉屏风散 …………………… 142
甘麦大枣汤 ………………… 54
甘姜苓术汤 ………………… 119
左金丸 ………… 68，112，114，138
石韦散 ……………………… 179
右归饮 …………………… 69，79
龙胆泻肝汤… 109，111，126，134
　　　　　　　149，154，171
龙胆泻肝汤方 ……………… 152
平胃散 …………………… 122，169

归芍八味地黄丸 …………… 150
归芍地黄丸 ………………… 147
归脾丸 ……………………… 114
归脾汤 ……… 63，68，110，130
　　　　　　143，151，180
四七汤 ………… 112，138，158
　　　　　　160，169
四生丸 ……………………… 106
四君子汤 …………………… 140
四物汤 …………………… 98，140
四逆散 ……………………… 136
四神丸 ……………………… 57
生牡蛎粉 …………………… 114
生脉散 …………………… 75，89
生铁落饮 …………………… 174
失笑散 …………………… 113，156
白头翁汤 …………………… 101
白虎汤 ……………………… 136
白金丸 ……………………… 173
瓜蒌薤白白酒汤 …………… 115
瓜蒌薤白半夏汤 ……… 59，115
用八珍汤 …………………… 158
用香苏饮 …………………… 83
半夏天麻白术汤 …………… 133
半夏白术天麻汤 …………… 94
半夏秫米汤 ………………… 131
宁肺桔梗汤 ………………… 166
加味二妙散 ……………… 99，177

六 画

地黄饮子 …………………… 150
耳聋左慈丸 ………………… 151
芍药甘草汤 ………………… 118

芍药汤 ·············· 101
百合固金汤 ········· 86，142
至宝丹 ·············· 54
当归六黄汤 ········· 142，162
血府逐瘀汤 ········· 62，135
舟车丸 ·············· 145
合八珍丸 ············ 157
交泰丸 ·············· 64
安宫牛黄丸 ····· 54，145，148
安神定志丸 ········· 132，153
导赤散 ········· 110，125，179
导痰汤 ········· 61，136，149
防己黄芪汤类 ········ 146
防风汤 ············ 95，98
防风通圣丸 ·········· 170
防风通圣散 ·········· 154

七　画

麦门冬汤 ············ 139
麦味地黄丸 ·········· 168
麦味地黄汤 ·········· 168
攻积丸 ·············· 157
赤豆当归散 ·········· 110
苏子降气汤 ·········· 89
苏合香丸 ······· 135，136，148
杏苏散 ·············· 71
杞菊地黄丸 ········· 94，134
牡蛎散 ·············· 142
皂角丸 ·············· 166
沉香散 ·············· 179
良附丸 ·············· 117
启膈散 ·············· 160
补中益气丸 ·········· 179

补中益气汤 ······ 66，67，75，111
　　　　　　　　128，134，176
　　　　　　　　181，183
补中益气汤法 ········· 87
补阳还五汤 ·········· 150
局方至宝丹 ·········· 148
附子理中汤 ·········· 161
驱蛔汤 ·············· 186

八　画

青娥丸 ·············· 120
苓桂术甘汤 ····· 64，67，87，105
　　　　　　　　125，130
奔豚汤意 ············ 184
虎潜丸 ·············· 100
肾气丸 ·············· 120
肾着汤 ·············· 119
固精丸 ·············· 153
知柏八味丸 ·········· 100
知柏八味地黄丸 ······ 109
知柏地黄丸 ········ 81，107
金沸草散 ······· 70，85，164
金铃子散 ······· 68，112，116
　　　　　　　　118，156
金匮肾气丸 ······ 76，79，141
　　　　　　　　176，181
金匮肾气合青娥丸 ····· 120
金匮鳖甲煎丸 ········ 185
炙甘草汤 ·········· 58，59
河车大造丸 ·········· 142
泻心汤 ·············· 107
泻白散 ········· 55，86，88
治浊固本丸 ·········· 181

宗补中益气汤 ·············· 95
宗肾气丸 ·················· 77
宗复元通气散 ············ 120
宗逍遥散 ········ 56，156，171
宗凉膈散 ················· 104
定志丸 ·················· 174
定喘汤 ··················· 89
定痫丸 ·················· 175
实脾饮 ············· 125，146
参附汤 ··················· 10
参苓白术散 ·············· 146
承气汤 ············· 136，174

九　画

荆防败毒散 ········· 83，101
茜根散 ·················· 180
茵陈五苓散 ········ 122，123
茵陈术附汤 ············· 122
茵陈蒿汤 ··········· 122，125
枳术丸 ··················· 66
枳实导滞丸 ············· 100
栀子大黄汤 ············· 122
栀子柏皮汤 ············· 122
拯阴理劳汤 ············· 141
钟乳补肺汤 ·············· 87
香砂六君子丸 ······ 114，143
香砂六君子汤 ··· 66，92，139
香砂平胃丸 ············· 161
香砂枳术合保和丸 ······· 102
复元活血汤 ········ 115，116
保和丸 ··· 91，114，118，131
　　137，138，143，170
禹功散 ·················· 183

独参汤 ············· 10，136
独活寄生汤 ············· 119
养心汤 ··················· 58
济生橘核丸 ············· 183
神犀丹 ··················· 54

十　画

秦艽鳖甲散 ············· 162
都气丸 ··· 76，78，87，89，165
真人养脏汤 ········· 93，103
真武汤 ············· 79，147
桂枝白虎汤 ········· 96，185
桂枝加桂汤 ············· 184
桂枝芍药知母汤 ··········· 96
桔梗汤 ·················· 164
柴胡桂姜汤 ············· 185
柴胡清肝散 ············· 151
柴胡疏肝散 ······· 62，68，156
逍遥散 ··· 68，69，107，116，123
　　125，136，156，160
射干麻黄汤 ··············· 90
益胃汤 ·················· 143
凉膈散 ··· 74，85，127，129，133
润肠丸 ·················· 128
调胃承气汤 ············· 168
通幽汤 ·················· 160
桑杏汤 ············· 85，106
桑菊饮 ··· 84，85，93，108，133
桑螵蛸散 ················ 177

十一画

理中汤 ······· 91，117，128，137
　　139，156

黄芩清肺饮 ·············· 175
黄芪汤 ················ 128
黄芪建中汤 ············· 113
黄芪桂枝五物汤 ·········· 97
黄连阿胶汤 ·········· 131，163
黄连香薷饮 ············· 84
萆薢分清饮 ············· 180
菟丝子丸 ·············· 180
银翘散 ··············· 84，165
麻杏石甘汤 ·········· 71，86，88
麻黄连翘赤小豆汤 ········· 121
旋覆代赭汤 ··· 139，159，161，171
旋覆花汤 ·········· 115，169，172
羚羊钩藤汤 ··· 54，134，149，171
清心莲子饮 ············· 181
清金化痰汤 ············· 55
清脾饮 ··············· 185
清燥救肺汤 ·········· 74，86，164

十二画

琥珀多寐丸 ············· 132
越婢加术汤 ·········· 144，145
越婢加半夏汤 ············ 90
越鞠丸 ··············· 160，173
葛根芩连汤 ·········· 91，101
葱豉汤 ················ 8
葶苈大枣泻肺汤 ···· 88，105，166
紫雪丹 ··········· 54，60，148，149
跌打丸 ··············· 120
黑锡丹 ··············· 89，148
温胆汤 ·········· 114，130，131
138，143，163
滋水清肝饮 ·········· 116，172

滋肾通关丸 ············· 176
犀角地黄丸 ·········· 125，126
犀角地黄汤 ············· 107
犀黄丸 ··············· 166

十三画

槐花散 ··············· 110
雷丸 ················ 186，187
暖肝煎 ·············· 55，182

十四画

膈下逐瘀汤 ············· 157
膈下遂瘀汤 ············· 125

十五画

镇心丹 ··············· 129

十六画

薏苡仁汤 ·········· 96，178
薏苡附子败酱汤 ·········· 178
橘半枳术丸 ············· 104
橘核丸 ··············· 55
醒消丸 ··············· 166

十七画

黛哈散 ··············· 107
黛蛤散 ····· 56，61，74，86，104
106，109，149

十八画以上

礞石滚痰丸 ·········· 60，174
藿香正气汤 ············· 72
藿香正气散 ····· 84，90，91，138